Neuropsychologie der Depression

Fortschritte der Neuropsychologie
Band 6

Neuropsychologie der Depression
von Dr. Thomas Beblo und Prof. Dr. Stefan Lautenbacher

Herausgeber der Reihe:

Prof. Dr. Herta Flor, Prof. Dr. Siegfried Gauggel,
Prof. Dr. Stefan Lautenbacher, Dr. Hendrik Niemann,
Dr. Angelika Thöne-Otto

Neuropsychologie der Depression

von Thomas Beblo
und Stefan Lautenbacher

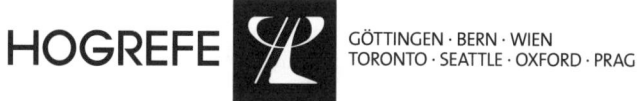
HOGREFE · GÖTTINGEN · BERN · WIEN
TORONTO · SEATTLE · OXFORD · PRAG

Dr. Thomas Beblo, geb. 1966. 1988 bis 1994 Studium der Psychologie an der Albert-Ludwigs-Universität Freiburg. 1999 Promotion. 1994 Klinischer Neuropsychologe an der Klinik für Neurologie, Albert-Ludwigs-Universität Freiburg. 1996-1999 Klinischer Neuropsychologe an der Sektion Neuropsychologie der Otto-von-Guericke-Universität Magdeburg. 1999-2000 Psychologe des Zentrums für Psychiatrie und Psychotherapeutische Medizin im Evangelischen Krankenhaus Bielefeld, Bethel. Seit 2000 Leiter der Forschungsabteilung der Klinik für Psychiatrie und Psychotherapie in Bethel des Evangelischen Krankenhauses Bielefeld. Forschungsschwerpunkte: Neuropsychologie psychischer Störungen mit den Schwerpunkten Depression und Psychotraumatologie.

Prof. Dr. Stefan Lautenbacher, geb. 1956. 1976-1983 Studium der Psychologie an der Ludwig-Maximilians-Universität München. 1990 Promotion. 1997 Habilitation. 1983-1994 Forschungsassistent am Max-Planck-Institut für Psychiatrie in München, 1991-1992 Forschungsaufenthalt an der University of Western Ontario in London (Kanada). 1994-2001 Leitender Psychologe an der Universitätsklinik für Psychiatrie und Psychotherapie in Marburg. Seit 2001 Professor für Physiologische Psychologie an der Otto-Friedrich-Universität Bamberg. Forschungsschwerpunkte: Biopsychologie des Schmerzes, Neuropsychologie bei Patienten mit psychischen und funktionellen Störungen sowie bei Patienten mit neurologischen Erkrankungen.

Bibliografische Information Der Deutschen Bibliothek

Die Deutsche Bibliothek verzeichnet diese Publikation in der Deutschen Nationalbibliografie; detaillierte bibliografische Daten sind im Internet über <http://dnb.ddb.de> abrufbar.

© 2006 Hogrefe Verlag GmbH & Co. KG
Göttingen · Bern · Wien · Toronto · Seattle · Oxford · Prag
Rohnsweg 25, 37085 Göttingen

http://www.hogrefe.de
Aktuelle Informationen • Weitere Titel zum Thema • Ergänzende Materialien

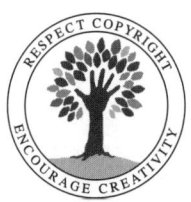

Umschlagbild: © Bildagentur Mauritius GmbH
Satz: Grafik-Design Fischer, Weimar
Druck: Druckerei Kaestner GmbH & Co. KG, 37124 Göttingen
Printed in Germany
Auf säurefreiem Papier gedruckt

ISBN 3-8017-1662-7

Inhaltsverzeichnis

1 Kurzbeschreibung der Depression

Die Depression wird mit der Manie zu den „Affektiven Störungen" gerechnet. Die bekanntere und verbreitete Form ist die Depression. Unter dieser Bezeichnung versteht man einen Gefühlszustand, der durch große Traurigkeit, Verzweiflung, innere Leere und mangelnden Antrieb gekennzeichnet ist. Der Betroffene fühlt sich wertlos und schuldig und zieht sich von anderen zurück. Weitere Anzeichen sind Schlafstörungen sowie Mangel an Appetit und sexuellem Interesse.

Die Depression wird als Störung des Gefühls und des Antriebs definiert

Diese Krankheit, die schon von Hippokrates unter dem Namen Melancholie beschrieben wurde, findet sich in unterschiedlichen Abstufungen in der Allgemeinbevölkerung sehr häufig. Auch viele bekannte Menschen leiden und litten unter einer Depression wie Georg Büchner, William Shakespeare, Louis Pasteur, Otto von Bismarck, Arthur Schopenhauer, Edvard Munch und Johannes Brahms.

Unter Manie versteht man einen Zustand intensiver, aber unbegründet gehobener Stimmung. Diese äußert sich in übersteigerter (oft sinnloser) Aktivität, Rededrang, sprunghaftem Denken, Ablenkbarkeit und unrealistischen Plänen. Relativ selten tritt Manie alleine auf, meist wechseln sich manische und depressive Phasen ab. Diese Erkrankung wird als bipolare affektive Störung bezeichnet. Der Komponist Robert Schumann soll unter dieser Krankheit gelitten haben.

1.1 Klassifikation und Symptomatik

Bei schweren Depressionen spricht man heutzutage von Majorer Depression, bei leichten Depressionen von Minorer Depression. Halten depressive Symptome über mehr als zwei Jahre an, sind aber nur mittelgradig ausgeprägt, so wird dieser Zustand als Dysthymie bezeichnet. Charakterisierend sind dabei immer die depressive Stimmungslage und die Antriebsminderung, die für die Diagnose einer Majoren Depression mindestens 2 Wochen deutlich ausgeprägt vorliegen müssen. Die zur Diagnosefindung gebräuchlichen und verbindlichen Klassifikationssysteme sind das Klassifikationssystem der Weltgesundheitsorganisation „International Classification of Diseases" in seiner 10. Fassung (ICD-10) (s. Tabelle 1) und für wissenschaftliche Anwendungen in Europa auch das Kriteriensystem der American Psychiatric Association (APA), das „Diagnostische und Statistische Manual psychischer Störungen" in der 4. Auflage (DSM-IV) (Hautzinger, 1998).

Die Depression wird phänomenologisch und nicht ätiologisch in verschiedene Subtypen unterteilt

Diagnostische Kategorien affektiver Störungen nach ICD-10

Manische Episode – Hypomanie, Manie – Mit und ohne psychotische Symptome	F30	Bipolare affektive Störung – Ggw. hypomanisch, manisch, depressiv – Leicht, mittelgradig, schwer – Mit und ohne psychotische Symptome	F31
Depressive Episode – Leicht, mittelgradig, schwer – Mit und ohne psychotische Symptome	F32	Rezidivierende depressive Störung	F33
Anhaltende affektive Störungen – Zyklothymia – Dysthymia	F34	Andere affektive Störungen	F38
Nicht näher bezeichnete affektive Störungen	F39		

Tabelle 2:
Symptome depressiver Störungen

Affekt	**Motivation**	**Sozialverhalten**
– Niedergeschlagenheit – Traurigkeit – Hoffnungslosigkeit – Verzweiflung – Gefühllosigkeit – Angst – Gefühl des Überfordert- seins – Freudlosigkeit – Schuldgefühle	– Interessenlosigkeit – Antriebslosigkeit – Misserfolgsorientierung – (Erlernte) Hilflosigkeit – Rigides Anspruchs- niveau	– Sozialer Rückzug – Verlust an sozialer Verstärkung – Klaghaftes Verhalten – Erhöhte Abhängigkeit – Geringe Bandbreite sozialer Kontakte
Motorik	**Körperliche Prozesse**	**Kognition**
– Psychomotorische Gehemmtheit und Aktivi- tätsminderung (bis zum depressiven Stupor) – Psychomotorische Agitiertheit – Gesichtsausdruck: traurig, erstarrt, nervös – Leise, verlangsamte Sprache	– Appetitmangel – Gewichtsverlust – Schlafstörungen (meist Insomnie, selten Hypersomnie) – Chronische Müdigkeit, Schwäche – Diffuse Schmerzzustände oder Kopfschmerzen – Obstipation – Herzbeschwerden – Ohrgeräusche – Übelkeit und Magen- beschwerden – Schwindel und Kreis- laufbeschwerden – Libidoverlust, Impotenz	– Denkhemmung – Konzentrationsstörung – Gedächtnisprobleme – Schlechtes Auffassungs- vermögen – Entscheidungs- schwierigkeiten – Grübeln – Selbstzweifel, übertriebene Selbstkritik – Pessimismus – Katastrophisieren

Neben Beeinträchtigungen des Affekts und der Motivation sind somatische, kognitive, psychosoziale und verhaltensbezogene Störungen häufig (s. Tabelle 2). Psychotische Symptome, die meist stimmungssynton sind, kommen vor. Das Suizidrisiko ist bei Depression deutlich erhöht und wird auf 10 % bis 15 % geschätzt. Treten auch Ausschläge in stark gehobene (hyperthyme) Stimmungslagen auf, nennt man dies bei schweren Formen bipolare affektive Störung, bei milden Formen Zyklothymie. Die Trennung in uni- und bipolare affektive Störungen ist nicht unproblematisch, da selbst nach einer Serie rein depressiver Episoden noch manische auftreten können, manische zudem nicht immer voll ausgeprägt sein müssen. Letztere Episoden nennt man hypomanisch (Hautzinger & de Jong-Meyer, 2003).

1.2 Krankheitsverlauf

Affektive Störungen treten in Episoden auf. Bei unipolaren Formen geht man davon aus, dass bis zu 50 % der Patienten nur eine Episode erleiden müssen. Bei 20 % bis 30 % sind es bis zu 3 und beim Rest mehr als 3 Episoden. Die Episodenzahl bei bipolaren Störungen ist bis zu doppelt so hoch. Die Länge der Episoden liegt mit erheblichen interindividuellen Schwankungen im Mittel bei 5 Monaten für unipolare Erkrankungen und bei 4 Monaten für bipolare Erkrankungen. Episodendauern von mehr als einem Jahr sind glücklicherweise selten. Im Falle von Mehrepisoden-Erkrankungen dauert der gesamte Zyklus (Episode plus beschwerdefreies Intervall) bei den unipolaren Erkrankungen durchschnittlich 4 bis 5 Jahre und bei den bipolaren Erkrankungen 2 bis 3 Jahre. Diese Werte sind auch durch die mittlerweile zur Verfügung stehenden höchst effizienten Therapieverfahren kaum anders geworden, da die Therapien die Episoden teilweise verhindern, in ihrer Stärke abschwächen, aber kaum verkürzen können (Berger, 1999). Die Chronifizierungsrate (Fortbestehen der Symptomatik für mehr als 1 Jahr) bei der Majoren Depression wird auf etwa 20 % bis 30 % geschätzt, wobei die Rate kumulativ bei Mehrepisoden-Erkrankungen zunimmt. Eine wichtige Beobachtung neueren Datums ist das Vorkommen so genannter Residualzustände, bei denen selbst nach Besserung noch Symptomreste, wie etwa kognitive Einschränkungen, bestehen bleiben.

1.3 Epidemiologie

Es leiden etwas unter 1 % der Bevölkerung an einer bipolaren affektiven Erkrankung und je nach epidemiologischer Studie sind von einer Depression 10 bis 20 % der Menschen mindestens einmal im Leben betroffen (s. Tabelle 3). Nach der Pubertät ist das Risiko, an einer Depression zu erkranken, für Frauen doppelt so hoch wie für Männer. Dieser Geschlechtsunterschied

liegt sehr wahrscheinlich nicht an Unterschieden in der Ersterkrankungs-
häufigkeit, sondern an einer höheren Rezidivneigung bei Frauen. Majore
Depressionen treten zwar in jedem Lebensalter auf, haben jedoch einen
Erkrankungsgipfel zwischen 15 und 29 Jahren. Bei bipolaren Störungen
kommt zu einem ähnlich frühen Erkrankungsgipfel zwischen 20 und 30 Jahren noch ein zweiter zwischen 40 und 50 Jahren hinzu. Für den Zeitraum
nach dem zweiten Weltkrieg wurde eine beständige Zunahme der Erkran-
kungsraten beobachtet (Berger, 1999; Hautzinger & de Jong-Meyer, 2003).

Tabelle 3:
Prävalenzangaben zu affektiven Störungen

Depressionsform	Punkt- bzw. 6-Monatsprävalenz	Lebenszeitprävalenz
Affektive Störungen Frauen Männer	4,6–6,5 % 2,7–4,6 %	
Majore Depression Frauen Männer	4,6–7,4 % 6 % 3,8 %	9–17 % 21,3 % 12,7 %
Bipolare Störungen	0,4–0,8 %	
Dysthymien		4 %

Betrachtet man die Angaben in Tabelle 3, so wird deutlich, dass selbst unter
der Prämisse, dass neuropsychologische Defizite nur bei schwerer Symptomatik auftreten und weitestgehend remittieren, viele Menschen in einem
Land wie Deutschland auf Grund von affektiven Störungen neuropsychologische Defizite aufweisen müssen. Leider stellte sich heraus, dass die Prämisse noch verharmlosend ist und auch depressive Patienten mit schwacher
Symptomatik neuropsychologisch gestört sein können (zu den neuropsychologischen Funktionsstörungen siehe Kapitel 4).

2 Gestörte Kognition bei Depression

2.1 Eingeschränkte kognitive Leistungsfähigkeit

Bei der De-
pression treten
quantitative
und qualitative
kognitive
Störungen auf

Speziell bei älteren Patienten wird über eine eingeschränkte kognitive
Leistungsfähigkeit während der Akutphase der Depression seit langem berichtet, so dass hierfür bereits der Begriff der Pseudo-Demenz (zur Kritik
des Begriffes s. Kapitel 6.1) eingeführt und die Abgrenzung von echten

4

Demenzen zum differenzialdiagnostischen Problem erhoben wurde (Beblo, 2004). Mögliche Restzustände affektiver Störungen wie der Depression, die die kognitive Beeinträchtigung über die Akutphase persistieren lassen, waren bis vor wenigen Jahren kein großes Thema. Dies hat sich inzwischen geändert. Worin bestehen nun die kognitiven Einschränkungen mit Symptomwert (zu den neuropsychologischen Funktionsstörungen siehe im Detail Kapitel 4)?

Schlimmstenfalls erinnern die Defizite des Patienten an eine Demenz. Doch auch in leichteren Fällen ist von Gedächtnis- und Konzentrationsstörungen die Rede. Daneben findet sich häufig ein eigenartig langsames, umständliches, zähflüssiges und mühsames Denken, eine geradezu erschreckende Ideenarmut bis hin zur gefürchteten „Leere im Kopf". Die Betroffenen befürchten nicht selten, „schwachsinnig" geworden zu sein. Die Gedanken kreisen ohne Ergebnis (Problem-Grübeln). Der Patient wirkt entscheidungserschwert, ambitendent, planungsunsicher und bezweifelt einmal getroffene Entscheidungen oft umgehend wieder. Diese Zustände remittieren meist mit der affektiven und motivationalen Kernsymptomatik, jedoch nicht immer vollständig, so speziell nach mehreren Episoden und im höheren Alter. Oft liegen selbst dann Leistungseinschränkungen nicht dauerhaft vor, sondern treten nur unter physischen und psychischen Belastungen auf.

Diese depressiven Residualzustände ließen immer wieder darüber diskutieren, ob es einen Zusammenhang zwischen depressiven Störungen und dem späteren Auftreten einer Demenz bei älteren Patienten gibt. Als mögliche Ursachen hierfür erörtert man einerseits – ohne eindeutige Evidenzen zu haben – für depressiv Erkrankte eine zusätzliche Prädisposition zu einer späteren demenziellen Entwicklung. Zum anderen können depressive Verstimmungen, vor allem im höheren Lebensalter, das erste Symptom einer demenziellen Störung sein. Und drittens fallen bei älterem Menschen beide Erkrankungen gar nicht so selten rein zufällig zusammen (Stoppe, 2000).

2.2   Verzerrungen in der Informationsverarbeitung

Neben quantitativen Defiziten werden bei der Depression seit längerem auch qualitative Defizite bei der Informationsverarbeitung vermutet. Diese Vermutungen bekommen im Rahmen der so genannten Schema-Theorien sogar ätiologische Relevanz, da dort Verzerrungen in der Wahrnehmung und Prüfung von Realität (dysfunktionale Schemata) als depressiogen thematisiert werden.

Es wurde auch angenommen, dass depressive Patienten ebenso wie Angstpatienten Aufmerksamkeitsverzerrungen bei der Verarbeitung stimmungskongruenter Reize wie trauriger Bilder und von Wörtern mit negativ emotionaler Valenz zeigen. Dies würde bedeuten, dass sie sich leichter von negativ getönten Reizen ablenken lassen, sie aber als Zielreize besser und schneller verarbeiten. Die Datenlage ist jedoch zu heterogen, um solche Effekte im Einzelfall sicher erwarten zu können (Becker & Rinck, 2000).

Anders verhält es sich jedoch, wenn solche Reize in Gedächtnistests Verwendung finden. Es zeigte sich wiederholt, dass depressive Patienten sich besser an negative bzw. depressionsrelevante Items erinnern konnten. Diese mnestische Bevorzugung von negativ getöntem Material fand sich häufiger bei Tests des expliziten als des impliziten Gedächtnisses (Becker & Rinck, 2000).

Patienten mit Depressionen erinnern Autobiografisches oft sehr allgemein („overgeneral")

Ein interessantes qualitatives Gedächtnisproblem von Depressiven ergab sich zudem bei Untersuchungen zum autobiografischen Gedächtnis. Hierbei zeigte sich, dass depressive Patienten auch nach wiederholter Aufforderung wenig spezifische Inhalte wie Zeit, Ort und Ereignis erinnern können. Bereits Williams und Scott (1988) fanden, dass depressive Patienten autobiografische Erinnerungen weniger genau abrufen als gesunde Personen, insbesondere, wenn es sich dabei um positive Erinnerungen handelt. Als Beschreibung dieses weniger spezifischen Abrufs autobiografischer Erinnerungen wurde der Begriff „overgeneral" geprägt. Dieser Begriff beschreibt autobiografische Erinnerungen depressiver Patienten als eher verallgemeinert, ohne die Besonderheiten einer einzelnen Erinnerung. Das folgende Beispiel veranschaulicht eine „overgeneral" oder verallgemeinerte Erinnerung: „Was ich letztes Jahr zu Weihnachten gemacht habe? Naja, da haben wir mit der Familie zusammengesessen, es gab ein gutes Essen, dann haben wir unter dem Weihnachtsbaum Geschenke ausgetauscht und noch etwas gesungen. Es war so wie immer." Der Befund eines verallgemeinerten autobiografischen Gedächtnisses depressiver Patienten ist vielfältig bestätigt worden. Dabei scheint es sich allerdings um ein wenig spezifisches Problem depressiver Patienten zu handeln: Park et al. (2002) bestätigten zwar gehäufte verallgemeinerte autobiografische Erinnerungen depressiver Patienten gegenüber gesunden Personen, nicht aber gegenüber anderen Patienten mit psychischen Störungen, aber ohne Depression. Es gibt Hinweise darauf, dass die Tendenz zu verallgemeinerten autobiografischen Erinnerungen weniger mit der Diagnose Depression oder dem Ausmaß der aktuellen Depressivität zu tun hat, als vielmehr mit dem Erleben traumatisierender Ereignisse, wie etwa sexuellem Missbrauch in der Kindheit. Da bei depressiven Patienten gehäuft solche Ereignisse zu finden sind (McFarlane, Atchison & Yehuda, 1997), ist der Zusammenhang zwischen Depressivität und verallgemeinerten Erinnerungen dadurch erklärbar. Kuyken und Brewin (1995) fanden in einer Stichprobe depressiver Patientinnen, dass insbesondere sexuell missbrauchte Frauen verallgemeinerte Erinnerungen berichteten. Möglicherweise hängt die Tendenz zu verallgemeinerten Erinnerungen mit dem Wunsch nach der Vermeidung negativer und traumatischer Erinnerungen zusammen (de Jong-Meyer & Barnhofer, 2002). Tatsächlich scheint ein Verarbeitungsstil, der mit verallgemeinernden autobiografischen Erinnerungen einhergeht und mit dem spezifische traumatisierende Erinnerungen vermieden werden, vor suizidalem Verhalten zu schützen, wie eine Studie von Startup et al. (2001) zeigt. Andererseits wird mit einem solchen Verarbeitungsstil auch die Verarbeitung dieser Ereignisse erschwert (Brewin, 2001). Möglicherweise erholen sich Patienten mit verallgemeinerten Erinnerungen deshalb weniger leicht von einer depressiven Episode (Brittlebank, Scott, Williams & Ferrier, 1993; Brewin, Reynolds & Tata, 1999).

Neben dem Erleben traumatisierender Ereignisse hängt die Tendenz zu verallgemeinernden autobiografischen Erinnerungen aber auch mit dem allgemeinen kognitiven Leistungsvermögen zusammen: Je stärker kognitiv beeinträchtigt (depressive) Patienten sind, desto stärker ist die Tendenz zu verallgemeinerten autobiografischen Erinnerungen (Phillips & Williams, 1997). Es wird auch vermutet, dass mangelhafte Spezifität im Zugriff auf die Autobiografie es depressiven Patienten erschwert, Problemlösestrategien und Zukunftsszenarien zu entwickeln.

3 Ätiologie der Depression und der assoziierten funktionellen Defizite

3.1 Neurochemie

Schon ab den sechziger Jahren des vergangenen Jahrhunderts wurden Störungen in bestimmten Neurotransmitter-Systemen als pathogenetisch relevant für affektive Erkrankungen angesehen. Hier rückten schnell die monoaminergen Systeme in den Vordergrund des Interesses. Die positive Wirkung der ersten trizyklischen Antidepressiva und der Monoaminoxidasehemmer sowie die negative Wirkung von Reserpin, welches die Katecholaminreservoirs entleert, und von α-Methylparathyrosin (AMTP), das die Synthese von Noradrenalin blockiert, führten 1965 zur Katecholaminmangel-Hypothese von Schildkraut und später als Erweiterung zur Monoaminmangelhypothese.

Biogene Monoamine (Noradrenalin, Serotonin, Dopamin) sind für die Ätiologie der Depression besonders wichtige Neurotransmitter

Noradrenalin

Die Versuche, reduzierte Konzentrationen von Katecholaminen (*Noradrenalin, Dopamin*) und deren Metaboliten (MHPG, VMS) in Liquor, Blut und Urin nachzuweisen, lieferten jedoch uneinheitliche Ergebnisse. Die experimentelle Depletion von Katecholaminen zeigte allerdings, dass bei vulnerablen Personen auf diese Weise eine depressive Episode ausgelöst

werden kann. Weitere zumindest teilweise Bestätigungen einer pathogenetisch relevanten Rolle von Noradrenalin ergaben sich durch den Nachweis
einer erhöhten β-Adrenozeptor-Dichte in kortikalen Neuronen (β-Rezep-
tor-Hypothese) und einer verringerten Anzahl katecholaminerger Neurone
sowie einer verminderten Noradrenalin-Transporterdichte im Locus coe-
ruleus bei depressiven Patienten. Die Reduktion der Supersensitivität der
β-Adrenozeptoren wird als ein wesentlicher Wirkungsmechanismus von
Antidepressiva gesehen. Die antidepressive Wirkung von sehr selektiv auf
das noradrenerge System wirkenden Substanzen wie Desipramin unter-
streicht die Relevanz dieses Wirkungsmechanismus. Des Weiteren konnten tierexperimentell in Paradigmen zur erlernten Hilflosigkeit, die als
Annäherung an die Depression auf der Verhaltensebene gilt, erniedrigte
Noradrenalinspiegel nachgewiesen werden (Müller & Krieg, unveröffentlichtes Manuskript; Rockstroh, 2001). Die Bedeutung von Noradrenalin
bei der Regulation der generellen Aktiviertheit und damit der Intensität
von Aufmerksamkeitsprozessen sei hier als Hinweis auf die neuropsychologische Relevanz dieser Befunde erwähnt.

Serotonin

Etwas später, gegen Ende der sechziger Jahre, wurde postuliert, dass eher
ein Mangel an *Serotonin* die Ursache der Depression ist. Die Serotonin-
mangelhypothese konnte jedoch ebenso wenig durch den Nachweis redu-
zierter Konzentrationen von Serotonin und seines Metaboliten (5-HIA) im
Blut, Liquor oder Urin depressiver Patienten bestätigt werden. Mit gewis-
ser Konsistenz fand sich in den Gehirnen von depressiven Patienten nach
Suizid eine erniedrigte Konzentration von Serotonin-Abbauprodukten.

Es gelang jedoch der Nachweis, dass eine Verknappung der Vorstufe von
Serotonin, des Tryptophans, das mit der Nahrung aufgenommen wird und
die Bluthirnschranke passieren kann, bei gesunden Personen zu Stimmungs-
verschlechterung und bei depressiven Patienten zum Rezidiv führt (Delgado, 2000). Die Tryptophandepletion bewirkte vor allem bei den Patienten
ein Wiederauftreten der Symptomatik, die von Serotonin-Wiederaufnahme-
hemmern (SSRI) oder von Monoaminoxidasehemmern (MAO-Hemmer)
profitierten. Patienten, die auf Medikamente mit anderen Wirkungsmecha-
nismen ansprachen, waren auf die Tryptophandepletion weniger anfällig.
Unter Tryptophandepletion ließen sich auch die für die Depression typischen Veränderungen im Gehirnmetabolismus herstellen, die vor allem in
einem eingeschränkten Metabolismus im dorsolateralen präfrontalen und
orbitofrontalen Cortex und im Thalamus bestanden und mit der induzierten depressiven Symptomatik negativ korrelierten.

Naheliegend war auch die Untersuchung von Serotoninrezeptoren im Gehirn oder peripheren Gewebe depressiver Patienten. Erschwert wird dieses

Unterfangen jedoch durch die Tatsache, dass mittlerweile mehr als ein Dutzend verschiedener Serotoninrezeptor-Subtypen identifiziert worden sind. Bislang konzentrierte sich das Interesse im Zusammenhang mit depressiven Störungen auf zwei Subtypen, 5-HT$_{1A}$ und 5-HT$_{2A}$. Der 5-HT$_{1A}$-Rezeptor fungiert als präsynaptischer Autorezeptor und moduliert hierüber die Freisetzung von Serotonin an der präsynaptischen Membran. Eine Blockade dieses Rezeptors durch einen geeigneten Antagonisten und dadurch eine Erhöhung des Serotoninangebots im synaptischen Spalt scheint in einzelnen Fällen tatsächlich zu einer Besserung der depressiven Symptomatik geführt haben. 5-HT$_{2A}$-Rezeptoren sind hingegen auf der postsynaptischen Seite lokalisiert. Für diesen Rezeptortyp sind wiederholt vermehrte Bindungsstellen während der Depression nachgewiesen worden. Auch für andere Rezeptorarten wurden vereinzelt und ohne System pathologische Befunde berichtet.

Für ein serotoninerges Defizit bei affektiven Störungen spricht ferner die Beobachtung aus der neurobiologischen Grundlagenforschung, dass die Gabe von Antidepressiva bzw. die Anwendung anderer antidepressiv wirksamer Therapieverfahren, wie beispielsweise der Elektrokrampftherapie, zu einer Verstärkung der serotoninergen Neurotransmission führt (Müller & Krieg, unveröffentlichtes Manuskript; Rockstroh, 2001).

Serotonin hat neben der Affektregulation noch zahlreiche andere Funktionen (Appetit, Angst, Schmerz). Im Zusammenhang mit der Neuropsychologie der Depression ist jedoch vor allem seine wichtige Funktion bei der Impulskontrolle erwähnenswert.

Dopamin

Lange Zeit wurde dem Dopamin im Gegensatz zu den anderen Monoaminen bezüglich einer ätiologischen Bedeutung für depressive Erkrankungen wenig Beachtung geschenkt, obwohl seine Rolle bei der Steuerung motivationaler Prozesse und des Verstärkungslernen schon seit längerem erkennbar war. Erst die Beobachtung, dass Antidepressiva auch die Wiederaufnahme von Dopamin hemmen, verstärkte das Interesse an diesem Neurotransmitter. In einige Studien konnte eine verringerte Konzentration des Dopamin-Metaboliten Homovanillinmandelsäure im Liquor depressiver Patienten nachgewiesen werden. Zudem zeigen Substanzen, die die dopaminerge Neurotransmission reduzieren, (z. B. Tetrabenazin, Dopaminrezeptor-Antagonisten) depressiogene Wirkungen und solche, die dopaminerge Neurotransmission verstärken (z. B. Bupropion, Amphetamine), antidepressive Eigenschaften. Tierexperimentell konnte dazu gezeigt werden, dass die chronische Gabe von Antidepressiva die Ligandenaffinität von D$_2$-Rezeptoren in Anteilen des limbischen Systems und Vorderhirns erhöht, nicht jedoch im Striatum.

Geht man bei der Depression im Allgemeinen von einem Zuwenig an Dopamin aus, haben Schatzberg und Kollegen (2000) dem Dopamin bei der psychotischen Depression analog der Dopamin-Hypothese der Schizophrenie eine andere Rolle zugeschrieben. Sie gehen dort von einer erhöhten Aktivität dopaminerger Systeme aus, die sie wiederum auf eine erhöhte Aktivität des Hypothalamus-Hypophysen-Nebennierenrinden (HNN)-Systems zurückführen. Der postulierte Zusammenhang zwischen Stresshormonen und Dopamin konnte mittels verschiedenster Nachweisstrategien tatsächlich sehr wahrscheinlich gemacht werden (Müller & Krieg, unveröffentlichtes Manuskript; Rockstroh, 2001).

Acetylcholin

Das cholinerge System wurde bereits in den siebziger Jahren durch die cholinerg-noradrenerge Imbalancetheorie mit der Annahme ins Spiel gebracht, dass bei Patienten mit Depression die Aktivität der zentralen cholinergen Neurotransmission relativ zur noradrenergen erhöht ist. Bei manischen Episoden würde sich hingegen eine monoaminerge Dominanz entwickeln. Speziell für die depressionstypischen Schlafstörungen mit verkürzter „rapid eye movement" (REM)-Latenz und erhöhter REM-Dichte wird die cholinerge Dominanz verantwortlich gemacht, weil diese Schlafart unter Kontrolle pontiner cholinerger Neurone steht (Müller & Krieg, unveröffentlichtes Manuskript; Rockstroh, 2001).

Andere Neurotransmitter

γ-Aminobuttersäure (GABA) ist der am weitesten verbreitete inhibitorische Neurotransmitter im zentralen Nervensystem. Mit der zunehmenden Verwendung von Antikonvulsiva zur Phasenprophylaxe bei affektiven Störungen haben Untersuchungen über eine Dysregulation des GABAergen Systems bei affektiven Störungen wieder an Bedeutung gewonnen. Antikonvulsiva, wie beispielsweise Valproat, erhöhen die GABAerge Neurotransmission.

Zu erwähnen ist auch noch das glutamaterge System und hier speziell die Neurotransmission über das N-Methyl-D-Aspartat (NMDA)-Rezeptor-System. Es konnte in Grundlagenuntersuchungen gezeigt werden, dass dieses System ebenfalls ein Angriffspunkt antidepressiver Substanzen ist und NMDA-Rezeptor-Antagonisten ähnliche Verhaltensänderungen wie typische Antidepressiva auslösen.

Intrazelluläre Ursachen

Der verzögerte Eintritt der Wirkung von Antidepressiva, die beispielsweise den Noradrenalin- und Serotoninmangel sehr schnell beseitigen, hat seit geraumer Zeit dazu geführt, die eigentliche Verursachung durch Neurotrans-

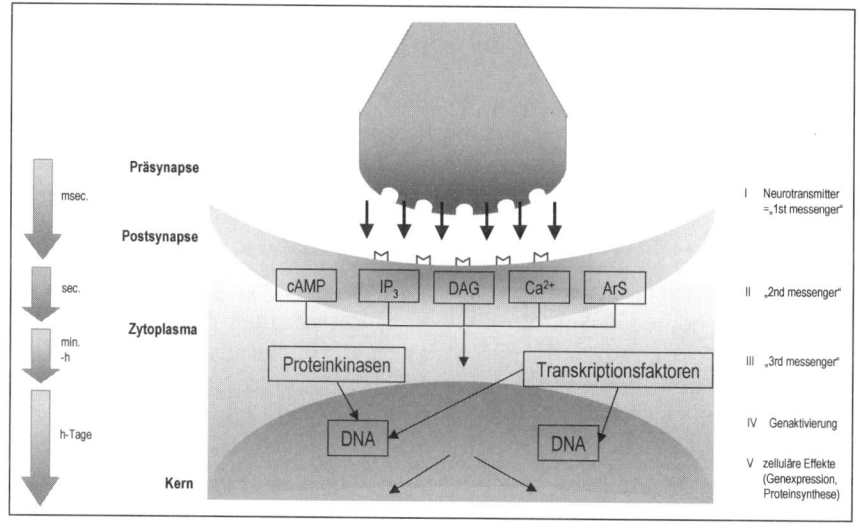

Abbildung 1:

Zusammenspiel von Neurotransmittern (First-Messenger) mit intrazellulären Second- und Third-Messenger zur Veranlassung von Genexpression und Proteinsynthese, die entweder zur pathogenen Nervenzellfunktion bei der Verursachung der Depression oder zu normalen Zellfunktion während der Genesung führen (cAMP = zyklische AMP, IP_3 = Inositol-1,4,5-triposphat, DAG = Diacylglycerin, Ca^{2+} = Calzium-Ionen, ArS = Arachidonsäure, DNA = Desoxyribonukleinsäure); modifiziert nach Berger (1999).

mitterstörungen nicht mehr auf der First-, sondern auf der Second- und Third-Messenger-Ebene zu suchen. Gemeint sind damit die intrazellulären Signalkaskaden, die das Rezeptorsignal ins Zellinnere (Second-Messenger) und von dort zum Genom tragen und dort die Transkription entsprechender Gene veranlassen (Third-Messenger) (s. Abbildung 1).

> Die depressiogene Konzentrationsveränderung von Monoaminen im synaptischen Spalt ist nur der erste Schritt in einer Signalkaskade, bei der am Ende intrazelluläre Änderungen stehen

3.2 Neuroendokrinologie

Für die Depression sind neben anderen neuroendokrinen Auffälligkeiten vor allem Dysfunktionen der Hypothalamus-Hypophysen-Nebennierenrinden (HHN)- und der Hypothalamus-Hypophysen-Thyreodea (Schilddrüse) (HHT)-Achse wiederholt beschrieben worden (Holsboer, 1999).

Die HHN-Achse ist für die Ausschüttung der Stresshormone (Corticotropin-Releasing-Hormon [CRH], Adrenocorticotropes Hormon [ACTH]- und Cortisol) verantwortlich, für die unter anderem neuropsychologische Effekte gut dokumentiert sind. ACTH-Gabe scheint vor allem zu Veränderungen von Aufmerksamkeits- im Sinne einer defokussierenden Wirkung, Cortisol-Gabe zu Veränderungen, größtenteils Beeinträchtigungen, von expliziten (deklarativen) Gedächtnisleistungen zu führen (Wagner & Born, 2004).

Bei einem Teil der depressiven Patienten ist die Hyperaktivität der HHN-Achse gut dokumentiert, wobei der resultierende Hypercortisolismus (erhöhte Cortisolkonzentration in Blut, Liquor und Urin, erhöhte Frequenz und Stärke sekretorischer Episoden und Störung des zirkadianen Profils der Cortisolausschüttung) nur einen Teil der gesamten neuroendokrinen Funktionsstörung darstellt. Die Hyperaktivität der HHN-Achse ist auf eine vermehrte hypothalamische Sekretion von CRH zurückzuführen, wobei eine zusätzlich erhöhte Co-Sekretion von Vasopressin einen synergistischen Effekt ausübt. Die gesteigerte HHN-Achsenaktivität lässt sich vermutlich auf eine mangelhafte Sensitivität der limbischen Corticosteroidrezeptoren zurückführen, die als Bestandteil eines negativen Rückkopplungsmechanismus die CRH- und Vasopressinsekretion modulieren. Mit dem Dexamethason-Suppressionstest und der resultierenden häufigen Non-Suppression (ca. 50 % der depressiven Patienten) wird diese Rückkopplungsschwäche bei depressiven Patienten seit Jahren bestimmt, wobei jedoch die Rate an falsch positiven Befunden bei diesem Test hoch ist, weil auch viele andere Gesundheitsstörungen zur non-Suppression führen. Die Subsensitivität der Corticosteroidrezeptoren auf hypothalamischer Ebene führt zu einer vermehrten Expression und Sekretion von CRH und Vasopressin mit den beobachteten neuroendokrinen Auffälligkeiten in der Depression.

Die Regulation der Stresshormone (CRH, ACTH, Cortisol) ist bei Patienten mit Depression gestört, u. a. ist Hypercortisolismus die Folge

Bei einem Teil von meist schwer erkrankten Patienten ist trotz Remission der depressiven Symptomatik ein Persistieren der veränderten HHN-Achsenregulation und hiermit verbunden eine erhöhte Rückfallgefährdung zu beobachten. Da gesunde Erstgradangehörige affektiv erkrankter Patienten in Funktionstests zur Erfassung der HHN-Achsenaktivität teilweise ähnliche Ergebnisse aufweisen wie depressive Patienten, ist eine veränderte HHN-Achsenregulation möglicherweise auch Ausdruck einer ererbten bzw. früh erworbenen Vulnerabilität für die Depression. Interessant sind diese Befunde auch deswegen, weil den HHN-Achsen-Hormonen selbst eine depressiogene Wirkung unterstellt werden kann. Einschränkend muss zu einem Teil der Befunde über Veränderungen der HHN-Achse gesagt werden, dass sie nicht für die Depression spezifisch sind (Müller & Krieg, unveröffentlichtes Manuskript).

Ein weiteres bereits häufig dokumentiertes Zeichen der Depression sind die Störung der Schilddrüsenfunktion und die sie begründende veränderte HHT-Achsenaktivität (Baumgartner, 1993). Im Besonderen fällt die reduzierte Sekretion von Thyreoidea-stimulierendem-Hormon (TSH = Thyreotropin) aus der vorderen Hypophyse nach Gabe von Thyreotropin-Releasing-Hormon (TRH) auf. Erklärt wird dieses Phänomen durch eine chronische hypothalamische Hypersekretion von TRH mit der Folge einer verminderten Ansprechbarkeit der hypophysären TSH-sezernierenden Zellen, wobei nicht geklärt ist, ob es sich um einen Trait- oder State-Marker handelt. Des Weiteren wurden wiederholt das Ausbleiben bzw. eine Reduktion des nächtlichen, zirkadian bedingten Anstiegs von TSH bei depressiven Patienten berichtet.

Ein geringer Anteil der depressiven Patienten zeigt auch nach Remission abnorme HHT-Achsen-Funktionen. Es kann hierbei um eine bereits prämorbid bestehende Dysregulation im Sinne eines Vulnerabilitätsmarkers oder lediglich um die Folgeerscheinung vorausgegangener depressiven Episoden handeln. Für die neuropsychologische Leistungsfähigkeit depressiver Patienten bieten die beschriebenen HHT-Achsen-Störungen jedoch wenig gesichertes Erklärungspotenzial.

Die bei affektiv erkrankten Patienten vorgefundenen Auffälligkeiten in den einzelnen neuroendokrinen Systemen können nicht voneinander isoliert betrachtet werden. Auf Grund der engen funktionellen Verflechtungen zwischen den einzelnen neuroendokrinen Achsen versteht es sich von selbst, dass die beobachteten hormonellen Störungsmuster die Pathophysiologie von sich untereinander beeinflussenden Systemen darstellen.

Exkurs: Schlaf bei Depression

Die Schlafstörungen bei depressiven Patienten sind im Rahmen des vorliegenden Bandes ebenfalls von besonderem Interesse, weil dem Schlaf eine gedächtniskonsolidierende Wirkung zugeschrieben wird. Die meisten Patienten mit Depression leiden unter einer Hyposomnie mit verlängerter Einschlafzeit, vermehrten nächtlichen Wachperioden und frühmorgendlichem Erwachen. Besonders charakteristisch sind verminderte Tiefschlafanteile, eine verkürzte R(apid)-E(ye)-M(ovement)-Latenz und erhöhte REM-Dichte. Eine eindeutige Zuordnung dieser Befunde zu den somatischen („endogenen") Depressionsvarianten gelang bislang nicht. Die offenkundige Disinhibition des REM-Schlafes wird auf die schon postulierte Imbalance zwischen monoaminergen (tiefschlaf-steuernd) und catecholaminergen (REM-schlaf-steuernd) Neurotransmitter-Systemen zurückgeführt.

3.3   Genetik

Ca. 20 % der Eltern von Patienten mit affektiven Störungen (biploare und unipolare Störungen) leiden ebenfalls an diesen Störungen. Bei Geschwistern liegt die Rate etwa bei 30 %. Affektive Störungen treten also familiär gehäuft auf. Betrachtet man die beiden affektiven Störungen getrennt, so finden sich bei 8 % der Verwandten ersten Grades von Patienten mit bipolarer Störung die gleiche Störungsart im Gegensatz zu 1 % in der Gesamt-

Die Erblichkeit von Depressionen ist je nach Subtyp (unipolar, bipolar) unterschiedlich

13

bevölkerung; bei majorer (unipolarer) Depression liegen die vergleichbaren Zahlen bei 9 % für die Verwandten ersten Grades und bei 3 % für die Gesamtbevölkerung.

Die Konkordanzraten für eineiige und zweieiige Zwillinge liegen bei 40–53 % bzw. 11–24 % für die Majore Depression und bei 62–72 % bzw. 8–40 % für die bipolare Störung, was genetische Ursachen für die familiäre Häufung in beiden Erkrankungen nahe legt. Eine hohe Erblichkeit scheint vor allem bei den Formen unipolarer Erkrankungen mit sehr früher Manifestation und bei schweren Fällen affektiver Störungen zu bestehen (Plomin et al., 1999). Die Vererbung der beiden affektiven Störungen darf nicht strikt getrennt voneinander gesehen werden, weil Angehörige von Patienten mit bipolarer Störung auch vermehrt unipolar erkranken. Die Überlappung in umgekehrter Richtung ist seltener.

In Kopplungs- und Kandidatengen-Analysen konnten Genorte auf verschiedenen Chromosomen mit pathogenetischer Relevanz wahrscheinlich gemacht werden. Interessanterweise fanden sich hierbei auch Gene, die für die Expression von Dopamin- und Serotoninrezeptoren verantwortlich sind. In jedem Fall dürfte es sich bei der genetischen Transmission der Depression um eine nach einem polygenetischen Übertragungsmodell oder nach einem genetisch multifaktoriellem Schwellenmodell ablaufende Übertragung handeln.

3.4   Störungen der Hirnstruktur und -funktion

3.4.1   Strukturelle Auffälligkeiten

Strukturveränderungen finden sich kortikal vor allem temporal und frontal sowie subkortikal in den Basalganglien, im Zerebellum und in der Amygdala

Eine globale zerebrale Strukturstörung bei affektiven Störungen ist eher unwahrscheinlich. So wurden weder bei uni- noch bei bipolaren Störungen konsistent zerebrale Volumenminderungen festgestellt, wobei ältere Patienten und solche mit spätem Erkrankungsbeginn Ausnahmen darstellen können (Schneider et al., 2002; Strakowski et al., 2002). Die Veränderungen sind eher kortikal temporal und vor allem frontal akzentuiert, finden sich aber auch subkortikal in den Basalganglien (Putamen und Caudatum), im Zerebellum und im Amygdala-Hippocampus-Komplex.

Im Frontalhirn scheinen vor allem Volumenminderungen im dorsolateralen Präfrontalkortex, im medialen orbitofrontalen Kortex unterhalb des kallosalen Knies (subgenualer anteriorer Gyrus cinguli) und im dorsolateral-präfrontalen Marklager („white matter lesions") vorzukommen (Braus et al., 2004). Die Volumenreduktion im dorsolateralen Präfrontalkortex und im subgenualen anterioren Gyrus cinguli scheint Folge von Glia- und/oder Neuronenverlust sowie einer Größenminderung der Neurone zu sein (Drevets, 2000). Interessanterweise enden in diesen Regionen viele monoaminerge

14

Projektionen, deren Neurotransmitter (Noradrenalin, Serotonin) in ihrer Synthese und Freisetzung bei depressiven Patienten verändert sind (vgl. Kapitel 3.1) und sitzen dort Glukokortikoidrezeptoren mit hoher Dichte, die für die zentrale Regulation der hormonellen Stressreaktion verantwortlich sind (Sheline, 2003).

Diese Strukturauffälligkeiten wurden bei Patienten mit unipolarer Störung mit größerer Konsistenz gefunden als bei Patienten mit bipolaren Störungen und erwiesen sich bei ersteren mit der Erkrankungsschwere korreliert (Strakowski et al., 2002). Jedoch macht die frontale Volumenminderung bei Depressiven insgesamt nur wenige Prozent im Vergleich zu Gesunden aus und fällt nur in bestimmten Arealen wie dem subgenualen anterioren Gyrus cinguli akzentuierter aus (Sheline, 2003).

Die Strukturbefunde für die Basalganglien lassen an eine unterschiedliche Pathophysiologie von uni- und bipolaren Störungen denken. Während bei bipolaren Störungen vereinzelt sogar Volumenzunahmen beobachtet wurden, fanden sich bei unipolarer Erkrankung, speziell bei älteren Patienten und solchen mit spätem Krankheitsbeginn, nur Volumenminderungen. Der Nachweis zerebraler Volumenzunahme konnte bei Patienten mit bipolarer Störung auch für den Thalamus erbracht werden (Strackowski et al., 2002).

Die Strukturveränderungen im Amygdala-Hippocampus-Komplex sind nach Meinung einiger Autoren besonders auf Auffälligkeiten in der Amygdala rückführbar, wobei auch hier Volumenzunahmen für Patienten mit bipolarer Erkrankung und Volumenabnahmen für Patienten mit unipolarer Erkrankung berichtet werden (Strackowski et al., 2002). Andere Autoren hingegen sehen eher eine Reduktion des hippocampalen Volumens als erwiesen an und darin den Grund für die häufigen Gedächtnisprobleme von Patienten mit unipolarer Depression (Sheline, 2003). Zerebelläre Strukturanomalien wurden bislang mit nur vereinzelt positiven Befunden zu selten untersucht, um hierüber Abschließendes mitteilen zu können (Strackowski et al., 2002; Sheline, 2003).

Gemeinsam scheinen den uni- und bipolaren Störungen Volumenveränderungen im anterioren limbischen System mit kortikalen und subkortikalen Komponenten, wobei der Präfrontalkortex bei beiden Störungen verkleinert ist. In den subkortikalen Anteilen imponieren die Strukturschädigungen bei unipolaren Depressionen meist als Volumenreduktion, die bei schweren und/oder sich spät manifestierenden Depressionen besonders ausgeprägt ist; bei bipolaren Störungen wurden hingegen vereinzelt auch Volumenzunahmen der subkortikalen Komponenten berichtet (Schneider et al., 2002; Strakowski et al., 2002)

Bei der Suche nach depressionstypischen Strukturauffälligkeiten ist zu beachten, dass die Überlappung von Patienten und gesunden Personen erheblich ist. Die strukturelle Bildgebung hat daher weniger diagnostische, wohl aber – in der Abgrenzung zur Demenz – differenzialdiagnostische Bedeutung (Strakowski et al., 2002). Die Befunde über Zusammenhänge der Strukturauffälligkeiten mit neuropsychologischen Leistungen sind uneinheitlich. Speziell bei älteren Patienten und solchen mit einem späten Erkrankungsbeginn gibt es jedoch eine Reihe von Ergebnissen, die mangelhafte neuropsychologische Testleistungen vor allem auf mikrovaskuläre Schädigungen, vor allem im dorsolateral-präfrontalem Marklager, zurückführen lassen. In diesem Zusammenhang sei daran erinnert, dass die Depression mit einem erhöhten Risiko für zerebrovaskuläre Probleme einhergeht.

Neurologische Erkrankungen wie die Huntington-Krankheit, bestimmte Schlaganfallformen, die Demenz vom Alzheimer-Typus, die Epilepsie und die Parkinson-Erkrankung können die genannten subkortikalen und kortikalen Strukturen ebenfalls betreffen und sind mit einer überdurchschnittlich hohen Rate an Depressionen verbunden (Sheline, 2003).

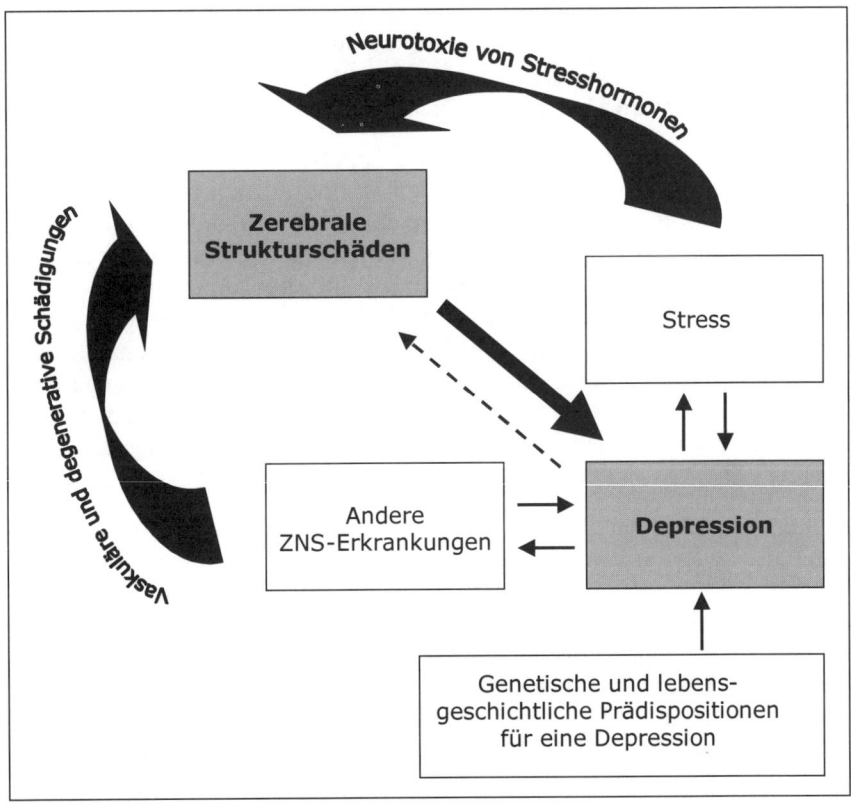

Abbildung 2:
Wechselwirkung zwischen Depression und zerebraler Strukturschädigung;
modifiziert nach Sheline (2003)

Wie entstehen nun die kortikalen und subkortikalen Volumenanomalien bei depressiven Patienten? Gehen sie der Erkrankung voraus oder sind sie Folge? Favorisiert wird im Moment die Hypothese einer neurotoxischen Wirkung von Glukokortikoiden (z. B. Cortisol), die in Folge des krankheitsbedingten chronischen Stresses ständig vermehrt ausgeschüttet werden (Hypercortisolismus) und vor allem den Präfrontalkortex und den Amygdala-Hippocampus-Komplex erreichen. Nach dieser Hypothese sind die strukturellen Veränderungen für eine gewisse Zeit reversibel, bevor sie bei anhaltendem Stress irreversibel werden. Verstärkt werden kann die neuropathologische Wirkung von Stress durch die dann nicht mehr ausreichend gebremste exzitotoxische Wirkung von Glutamat. Hier können auch Gliavorschädigungen potenzierend wirken, weil bestimmte Gliazellen neuroprotektive Wirkungen haben. Frühe Stresserfahrungen können zu einer langfristig verstärkten Ausschüttung von Glukokortikoiden unter Stress und damit zu einer neuroendokrinen Vulnerabilität führen. Nach dieser Überlegung wäre der depressionsbedingte Stress die Ursache der Hirnschädigung. Jedoch sind die spezifischen Hirnschädigungen bei Depression mit der besonderen Betroffenheit des anterioren limbischen Systems ihrerseits auch sehr wahrscheinlich Ursache des gestörten Affektes und Antriebes, so dass eben neurologische Erkrankungen des Gehirns auch Depressionen auslösen können. Eine Verdeutlichung der wechselseitigen Interaktion nach einem Modell von Sheline (2003) zeigt Abbildung 2.

Stresshormone wirken neurotoxisch und könnten Ursache der Strukturschäden im Gehirn von Patienten mit Depressionen sein

3.4.2 Funktionelle Auffälligkeiten in Ruhe

Die mittlerweile zahlreichen, aber im Ergebnis nicht immer konsistenten Untersuchungen mit Methoden der funktionellen Bildgebung wie der Positronenemissionstomographie (PET) oder der Single-Photonen-Emissions-Computertomographie (SPECT) lassen unter Ruhebedingungen linksseitig betonte Minderaktivierungen im dorsolateralem Präfrontalkortex (DLPFC), im medialen Präfrontalkortex und im anterioren Gyrus cinguli bei depressiven Patienten vermuten. Hinzu kommen der linke Gyrus angularis und bilateral der Nucleus caudatus. Speziell die Minderaktivierung im Präfrontalkortex zeigte wiederholt Zusammenhänge mit dem Schweregrad der Depression (Brody et al., 2001; Drevets, 2000).

Interessanterweise wies der subgenuale anteriore Gyrus cinguli Störungen im Sinne einer Minderaktivierung auf, die mit den strukturellen Volumenminderungen korrelierten. Korrigierte man die funktionelle Aktivitätsminderung in diesem Gebiet um die Reduktion des neuronalen Volumens, fand sich sogar eine Aktivitätssteigerung (Drevets, 2000). Die veränderte Aktivität im subgenualen Präfrontalkortex erwies sich ebenfalls als deutlich symptomkorreliert und remissionssensibel.

Diesen Befunden einer Minderaktivierung stehen auch Beobachtungen einer Hyperaktivierung gegenüber, wobei der linke frontale, ventromediale

17

und linke wie rechte posteriore orbitofrontale Kortex, der linke ventrolaterale Präfrontalkortex, die anteriore Insel, der linke mediale Thalamus und die Amygdala zu nennen sind. Die Hyperaktivität der Amygdala (speziell links) wurde teilweise auch bei remittierten Patienten beobachtet und scheint ein Indikator für das Rückfallrisiko zu sein. Bei bipolaren Störungen waren die frontalen Beeinträchtigungen auch rechtsseitig zu beobachten (Braus et al., 2004; Drevets, 2000; Schneider et al., 2002).

Insgesamt scheinen also kortikal frontale und subkortikal limbische Strukturen von Funktionseinschränkungen betroffen zu sein. In diesem Kontext findet in letzter Zeit das Modell von Helen Mayberg et al. (1999) besondere Beachtung. Sie postuliert eine integrative Rolle des rostralen Teils des anterioren Gyrus cinguli (BA25), der die dorsalen und ventralen Anteile des Gehirns verbindet. Diese Integration von dorsalen neokortikalen Anteilen (Kognition) und ventralen limbischen bzw. paralimbischen Anteilen (Affekt, Vegetativum) misslänge bei depressiven Patienten, wobei die ventrale Aktivität die dorsale dominiere.

3.4.3 Funktionelle Bildgebung bei Induktion negativer Emotionen und unter kognitiver Anforderung

Bei experimenteller Induktion negativer Emotionen durch Präsentation von Bildern mit entsprechender emotioneller Valenz, Aufforderungen, traurige autobiografische Ereignisse zu erinnern, oder experimentelle Paradigmen zur erlernten Hilflosigkeit fanden sich Aktivierungen im medialen und inferioren Präfrontalkortex, medialen Temporallappen, in den Basalganglien und in der linken Amygdala bei teilweiser rechtsseitiger Minderaktivierung bei gesunden Personen. Depressive Patienten reagieren hierbei nicht sehr unterschiedlich. Es wurde jedoch eine vergleichsweise stärkere Aktivierung im linken Präfrontalkortex und im rechten anterioren Gyrus cinguli berichtet, wobei zu berücksichtigen ist, dass die Datenlage noch sehr inkonsistent ist (Schneider et al., 2002).

Die funktionelle Bildgebung liefert bislang kein konsistentes Bild mit Hyper- und Hypoaktivierungen im anterioren limbischen System mit kortikalen und subkortikalen Komponenten

Solche induzierten negativen Emotionen sind dem krankheitswertigen depressiven Affekt jedoch noch sehr unähnlich. Mit dem Tryptophan-Depletions-Test (Tryptophan ist eine essenzielle Aminosäure und Vorstufe von Serotonin) können kurzfristig bei remittierten Patienten mit besonderer Empfindlichkeit für Störungen im Serotoninmetabolismus wieder depressive Symptome ausgelöst werden. Während solcher ausgelösten Verschlechterungen der Stimmung wurde in verschiedenen Untersuchungen begleitend eine Abnahme der Aktivierung im dorsolateralen Präfrontalkortex, orbitofrontalen Kortex, ventralen anterioren Gyrus cinguli, Caudatum, Gyrus frontalis superior, Thalamus und Temporallappen sowie eine Zunahme im dorsalen Mittelhirn und in der Habenula beobachtet (Brody et al., 2001). Somit scheint sich zumindest die präfrontale Minderaktivierung bei akuter

Depression unter solchen experimentellen Bedingungen in Teilen wieder einzustellen. Wie schwierig die Befunde in ein einheitliches Bild zu integrieren sind, beweist aber die Tatsache, dass nach kurzfristiger Durchbrechung des depressiven Affekts durch Schlafentzug auch Aktivierungsabnahmen beobachtet wurden, nämlich im orbitofrontal Kortex, im anterioren Gyrus cinguli und im medialen Präfrontalkortex.

Brody et al. (2001) meinen jedoch im Einklang mit den Hypothesen von Mayberg et al. (1999), dass die dorsolateralen Teile des Präfrontalkortex zur Minderaktivierung und die ventrolateralen zur Überaktivierung tendieren. Es entstünde daher eine Imbalance zwischen einem dorsalen System mit den Hauptkomponenten dorsolateraler Präfrontalkortex und dorsaler anteriorer Gyrus cinguli und einem ventralen System mit den Hauptkomponenten ventrolateraler Präfrontalkortex und ventraler anteriorer Gyrus cinguli, wobei die Minderaktivierung in ersterem mit der psychomotorischen Verschlechterung und die Überaktivierung in zweiterem mit der Angst und den traurigen Gedanken von depressiven Patienten einhergingen.

Unter kognitiver Belastung hängen die Befunde zur zerebralen Aktivierung natürlich stark vom verwendeten Aufgabentypus ab. Eine leistungskorrelierte mangelhafte Aktivierung frontomedialer und frontopolarer Kortexareale, des anterioren Gyrus cinguli und des Striatums scheinen jedoch in den wenigen bislang durchgeführten Studien sowohl für Patienten mit uni- wie auch für solche mit bipolaren Störungen belegbar zu sein (Beblo, 2004; Schneider et al., 2002).

Zusammenfassend kann man bei der Depression mittlerweile von einem erfolgreichen Nachweis einer hirnanatomischen und -physiologischen Störung ausgehen, die sich jedoch nicht immer deutlich von der Normalfunktion abgrenzen lässt. Der Schwerpunkt der strukturellen und funktionellen Störungen liegt im anterioren limbischen System mit dorsalem und ventralem Präfrontalkortex, Basalganglien, Amygdala-Hippocampus-Komplex und Thalamus als Hauptkomponenten.

4 Neuropsychologische Befunde bei Depression

Die klinische Erfahrung, Berichte der Patienten und ihrer Angehörigen sowie wissenschaftliche Studien zeigen übereinstimmend, dass depressive Patienten neuropsychologische Beeinträchtigungen zeigen. In Abschnitt 4.1 werden diese Auffälligkeiten genannt und diskutiert. Weitere Einflussfaktoren werden in Abschnitt 4.2 besprochen.

4.1 Neuropsychologische Defizite

Aufmerksam-
keit, Exekutiv-
funktionen und
Gedächtnis sind
bei depressiven
Patienten beein-
trächtigt

Die Darstellung in diesem Abschnitt folgt der gängigen Einteilung neuropsychologischer Funktionsbereiche. Zunächst werden Aufmerksamkeitsdefizite depressiver Patienten dargestellt, anschließend exekutive Dysfunktionen
und Gedächtnisstörungen. Ein Großteil der berichteten neuropsychologischen Defizite depressiver Patienten kann einem dieser Bereiche zugeordnet
werden. Teilweise werden auch Beeinträchtigungen in anderen Funktionsbereichen genannt, z. B. visuo-perzeptive und visuo-kognitive Störungen,
die in diesem Abschnitt ebenfalls referiert werden. Abschließend werden
die Einzelbefunde gewichtet und zusammengefasst.

4.1.1 Aufmerksamkeit, Kurzzeit- und Arbeitsgedächtnis

Aufmerksamkeit ist nicht nur eine neuropsychologische Teilleistung. Aufmerksamkeit ist eine zentrale Voraussetzung für praktische und kognitive
Prozesse. Somit tritt Aufmerksamkeit nicht isoliert von diesen Prozessen
auf, sondern ist an sie gebunden. Es können verschiedene Aufmerksamkeits-
teilprozesse unterschieden werden. Eine bekannte Aufteilung von Aufmerksamkeitsfunktionen stammt von Posner und Rafal (1987): Zum einen pos-
tulieren sie ein grundlegendes Aufmerksamkeitsniveau, die tonische und
allgemeine Wachheit („Alertness"), welche kurzfristig gesteigert werden
kann („phasische Alertness"). Einfache Reaktionszeiten gelten als Indikator
für das Aufmerksamkeitsniveau. Das Aufmerksamkeitsniveau ist die Voraussetzung für die selektive Aufmerksamkeit, worunter die Konzentration
auf einzelne interne Prozesse wie Gedanken oder aber auch externe Reize
unter gleichzeitiger Ausblendung irrelevanter Reize verstanden wird. Vigilanz und Daueraufmerksamkeit schließlich beziehen sich auf die intentio-
nale Aufrechterhaltung der Aufmerksamkeit über einen längeren Zeitraum.
Ein weiteres wichtiges Aufmerksamkeitskonstrukt ist das der geteilten Aufmerksamkeit, worunter die parallele Aufmerksamkeitsfokussierung auf verschiedene Reize gemeint ist. Das gleichzeitige Telefonieren und Fernsehen
setzt z. B. geteilte Aufmerksamkeit voraus.

Zum Teil werden auch das so genannte Kurzzeit- und Arbeitsgedächtnis als
Aufmerksamkeitsfunktionen eingeordnet. Diese Einordnung ist jedoch in
der neuropsychologischen Fachliteratur nicht eindeutig. Gegenüber den bisher genannten Aufmerksamkeitskonstrukten setzten Kurzzeit- und Arbeitsgedächtnis, wie der Name schon sagt, eine Gedächtnisgedächtnisleistung
voraus, weshalb diese Leistungen auch als Gedächtnisfunktionen einge-
stuft werden. Unter Kurzzeitgedächtnis wird umgangssprachlich z. B. das
Behalten von Erlebnissen oder Wissensinhalten über einen Zeitraum von
wenigen Tagen oder Wochen verstanden. Alles was demnach nicht dauerhaft, d. h. über Jahre zuverlässig abrufbar ist, gilt als Kurzzeitgedächtnis-

leistung. In der neuropsychologischen Fachliteratur wird der Begriff Kurzzeitgedächtnis jedoch völlig anders verwendet. Gemeint ist damit die Bereitstellung von sehr wenigen Informationen für wenige Sekunden, maximal Minuten. Eine typische Kurzzeitgedächtnisleistung ist z. B. das Merken einer Telefonnummer bis man sie niederschreibt, nicht jedoch das Auswendiglernen einer Zahlenfolge. Das Konstrukt des Arbeitsgedächtnisses ist nicht scharf vom Kurzzeitgedächtnis abgegrenzt und wird z. T. nicht nur als Gedächtnisleistung, sondern auch als exekutive Funktion (s. Kapitel 4.1.2) eingeordnet. Während Informationen im Kurzzeitgedächtnis, in der Abgrenzung zum Arbeitsgedächtnis, relativ passiv gespeichert werden, trägt das Konstrukt des Arbeitsgedächtnisses dem Umstand Rechnung, dass Informationen häufig manipuliert werden müssen. Stellen Sie sich z. B. vor, dass sie zwei größere Zahlen im Kopf addieren müssen. Diese Aufgabe setzt einerseits voraus, dass sie diese Zahlen zumindest für die Dauer des Rechenvorgangs behalten. Außerdem müssen Sie diese Zahlen einer Rechenprozedur zuführen, ihre Aufmerksamkeit also nicht nur auf das Behalten der Zahlen richten, sondern auch auf zusätzliche mentale Prozeduren.

Bei Depression werden Aufmerksamkeitsdefizite häufig als ein zentrales kognitives Defizit bezeichnet (Caine, 1981). Allerdings liegen zu Aufmerksamkeitsleistungen bei depressiven Störungen wenig differenzierte empirische Arbeiten vor (Mialet, Pope & Yurgelun-Todd, 1996). Im Folgenden sollen die Ergebnisse zu den bereits angesprochenen Aufmerksamkeitsfunktionen dargestellt werden.

Zu Aufmerksamkeitsstörungen liegen wenig empirische Arbeiten vor

Alertness: Für die Untersuchung des Aufmerksamkeitsniveaus bzw. der Alertness werden einfache Reaktionszeitaufgaben herangezogen. Allgemein werden depressive Patienten als langsam beschrieben. Überraschender Weise aber scheint die einfache Reaktionszeit depressiver Patienten kaum reduziert zu sein. In einer eigenen Untersuchung (Beblo et al., 1999) lagen die Reaktionszeiten depressiver Patienten nur geringfügig und statistisch nicht bedeutsam unter den Reaktionszeiten gesunder Kontrollprobanden. In einer anderen Untersuchung (Austin et al., 1999) zeigte sich die Reaktionszeit depressiver Patienten hingegen signifikant verlangsamt, wobei dieser Unterschied – gemessen an anderen Leistungsdifferenzen gegenüber gesunden Kontrollprobanden – auch in der Untersuchung von Austin und Mitarbeitern gering ausfiel. Es kann somit höchstens von einer leicht reduzierten Reaktionsgeschwindigkeit depressiver Patienten ausgegangen werden.

Die Reaktionszeit depressiver Patienten ist leicht verlangsamt

Selektive Aufmerksamkeit: Der Begriff der selektiven Aufmerksamkeit ist sehr weit gefasst und die meisten Aufmerksamkeitsparadigmen beinhalten eine Anforderung der Reizselektion. Ein typisches Paradigma stellen Wahlreaktionsaufgaben dar, wobei auf bestimmte Reize, z. B. ein Kreuz, reagiert werden muss, und auf andere, z. B. einen einfachen Strich, nicht (Go-Nogo Aufgaben). Mit einfachen Aufgaben scheinen depressive Patienten wenig Probleme zu haben: Weder in unserer Untersuchung (Beblo et al., 1999) noch in einer Untersuchung von Keilp und Mitarbeitern (Keilp et al., 2001) wird über nennenswerte Defizite berichtet. Wahlreaktionsaufgaben können aber auch sehr komplex sein: In einer Untersuchung von Gerhard und Hobi (1984) war nicht nur die Konstellation der Stimuli, auf die reagiert werden musste, komplex, sondern die Aufgabe erforderte auch in Abhängigkeit vom Stimulus verschiedene motorische Reaktionen. Gerhard und Hobi verglichen diese Aufgaben mit den Anforderungen beim Autofahren. Depressive Patienten hatten bei dieser Aufgabe Probleme.

Häufig werden so genannte „matching to sample-Aufgaben" durchgeführt. Bei diesen Aufgaben werden unterschiedlich viele Stimuli, etwa Muster oder Zahlen, simultan dargeboten. Dann wird ein weiteres Muster oder eine weitere Zahl, ein Zielreiz, präsentiert und muss auf Übereinstimmung mit den Stimuli beurteilt werden. Entsprechen sich Stimuli und Zielreiz, muss auf eine „ja-Taste" gedrückt werden, entsprechen sie sich nicht, auf eine „nein-Taste". Die „matching to sample-Aufgaben" sind in unterschiedlichen Schwierigkeitsgraden durchführbar, indem die Stimuluszahl variiert wird: Je höher die Anzahl der Stimuli, desto kognitiv anspruchsvoller ist das Abgleichen mit dem Zielreiz. Viele Untersuchungen zeigen, dass depressive Patienten diese Aufgaben verlangsamt durchführen. Dabei stellt sich die Frage, ob die Patienten sich langsamer als Gesunde bewegen, ob also die motorische Komponente der Reaktion verlangsamt ist, oder ob die Patienten mehr Zeit als Gesunde beim mentalen Durchmustern der Stimuli benötigen. Die oben dargestellten einfachen Reaktionszeitparadigmen ergaben verhältnismäßig gute Ergebnisse für depressive Patienten, so dass die

Die Verlangsamung betrifft eher mentale als motorische Prozesse

Schlussfolgerung naheliegt, dass nicht die Bewegungszeit, sondern Überlegenszeit reduziert ist. Tatsächlich weisen einige Ergebnisse in diese Richtung: Deijen und Mitarbeiter (1993) fanden bei einer „matching to sample-Aufgabe", dass depressive Patienten zwar eine längere Entscheidungszeit in Anspruch nahmen, aber keine verlangsamte Bewegung zeigten. Auch im Rahmen eines ganz anderen Untersuchungsansatzes ist gefunden worden, dass die einfachen Bewegungen depressiver Patienten nicht verlangsamt sind. Elliott und Mitarbeiter (1996) ließen depressive Patienten die so genannte „Turm von London-Aufgabe" durchführen. Bei dieser Planungs-Aufgabe müssen Kugeln, die auf einem Stab stecken, möglichst schnell von einer Anfangsposition in eine Zielposition überführt werden. Zwar benötigten die Patienten mehr Zeit als gesunde Kontrollpersonen für die Planung der Aufgabenlösung, aber die Zeit, die sie für die motorische Ausführung des Plans benötigten, war nicht verlangsamt. Diese Untersuchungen zeigen also, dass depressive Patienten möglicherweise langsamer denken, Denkprozesse unterbrochen werden, oder die Patienten sich mehr Zeit für das Denken nehmen, Bewegungen aber genauso schnell wie Gesunde durchführen können.

Komplexer als „matching to sample-Aufgaben" sind so genannte „tracking-Aufgaben". Unter „tracking" ist die Konzentration auf Ziele und notwendige

Teilschritte gemeint, ohne sich dabei ablenken zu lassen. Eine typische Tracking-Aufgabe besteht in dem Verbinden von Zahlen (Teilschritte) bis hin zur letzten Zahl (Ziel), die über einen Papierbogen verteilt angeordnet sind. In einer Übersichtsarbeit verzeichneten Christensen und Mitarbeiter (1997) eine relativ große Beeinträchtigung depressiver Patienten, während andere Autoren in neueren Arbeiten keine Defizite finden (Austin et al., 1999; Keilp et al., 2001). Die Ergebnisse weisen darauf hin, dass bei depressiven Patienten nur leichte Reaktionslatenzen bei erforderter Reizselektion auftreten, unabhängig von den Anforderungen, die an die Aufmerksamkeitsselektion gestellt werden.

Bei erforderter Reizselektion treten nur geringe Defizite auf

Geteilte Aufmerksamkeit: Die meisten Untersuchungen zur Erfassung der geteilten Aufmerksamkeit bei depressiven Patienten sind mit dem Zahlensymboltests des Hamburg-Wechsler Intelligenztest für Erwachsene (Wechsler, 1981; Tewes, 1991) durchgeführt worden. Dieser Test erfordert die Zuordnung von Symbolen und Zahlen, wobei die Aufmerksamkeit zwischen beiden Bereichen geteilt werden muss, so zumindest die Annahme. Übereinstimmend ist dabei von Leistungsdefiziten depressiver Patienten berichtet worden (Christensen, Griffiths, Mackinnon & Jacomb, 1997). Auch in so genannten „Dual task-Paradigmen", welche die simultane Durchführung von zwei Aufgaben erfordern, wurden Beeinträchtigungen depressiver Patienten gefunden (Nebes et al., 2001; Rokke, Arnell, Koch & Andrews, 2002). In einer eigenen Studie, bei der Patienten mit Majorer Depression Tests zur selektiven und geteilten Aufmerksamkeit durchführen mussten, war ebenfalls ein weiterer Aufmerksamkeitsbereich beeinträchtigt (Lautenbacher et al., 2002).

Geteilte Aufmerksamkeit ist beeinträchtigt

Vigilanz/Daueraufmerksamkeit: Daueraufmerksamkeit und Vigilanz erfordern das Aufrechterhalten der Aufmerksamkeit über einen längeren Zeitraum. Im Gegensatz zur Daueraufmerksamkeit erfordert Vigilanz das Aufrechterhalten von Aufmerksamkeit unter monotonen Reizbedingungen. Die Aufrechterhaltung der Aufmerksamkeit ist unter monotonen Reizbedingungen schwieriger. Als Beispiel wird häufig die Arbeit von Radarbeobachtern oder Fluglotsen genannt.

Weinberg und Harper (1993) diskutierten als mögliche Ursache von Vigilanzstörungen bei depressiven Störungen die typische Verschiebung des Schlaf-Wachrhythmus. Somit wird deutlich, dass möglicherweise nicht die „Depression als solche", sondern mit der depressiven Erkrankung verknüpfte Symptome, wie Müdigkeit, der Ausgangspunkt für die Aufmerksamkeitsdefizite depressiver Patienten sein könnten. Im Abschnitt „Einflussfaktoren" (s. Kapitel 4.2) werden weitere Variablen genannt, welche die neuropsychologischen Defizite beeinflussen. Gibt es nun Anhaltspunkte für Vigilanzdefizite depressiver Patienten? Wie bei den anderen bisher diskutierten Aufmerksamkeitsfunktionen, liegen eher widersprüchliche Befunde vor. In einer der ersten systematischen Untersuchungen kognitiver Defizite bei Depression fand Friedman (1964) kein Vigilanzdefizit. In einer aktuelleren Studie (Hart,

Die Befundlage zur Vigilanz ist heterogen

Wade, Calabrese & Colenda, 1998) zeigten depressive Patienten sowohl vermehrte Auslassungen von Reaktionen als auch verlangsamte Reaktionen.

Kurzzeit und Arbeitsgedächtnis: Auch hinsichtlich dieser Leistungen liegen bei depressiven Patienten eher heterogene Ergebnisse vor. Das Kurzzeitgedächtnis wird in der Regel mit der so genannten Zahlenmerkspanne und Blockmerkspanne gemessen. Bei der Zahlenmerkspanne werden Zahlensequenzen unterschiedlicher Länge vorgelesen, wobei die Zahlenmerkspanne die maximale Anzahl behaltener Zahlen reflektiert. Bei gesunden Menschen sind dies etwa 6–7 Zahlen. Die Blockmerkspanne stellt das räumliche Äquivalent zur Zahlenmerksspanne dar. Hierbei müssen Sequenzen von räumlich angeordneten Blöcken, die der Versuchsleiter in einer bestimmten Reihenfolge vorgibt, nachvollzogen werden. In Bezug auf diese klassische Zahlen- oder Blockmerkspanne (vorwärts) scheint es bei depressiven Patienten, wenn überhaupt, eher zu geringgradigen Einbußen zu kommen (Überblick in Beblo & Herrmann, 2000).

Das Arbeitsgedächtnis kann ebenfalls über Zahlen- und Blockfolgen gemessen werden. Nur müssen dabei die vorgegebenen Zahlen bzw. Blöcke rückwärts wiedergegeben oder nach einer bestimmten Regel sortiert werden. Eine andere Möglichkeit der Operationalisierung des Arbeitsgedächtnisses bieten die bereits oben eingeführten „matching to sample-Aufgaben". Im Gegensatz zu dem oben beschriebenen Procedere werden Stimuli und Zielreiz nicht simultan, sondern zeitlich versetzt dargeboten. Für eine separate Beurteilung der Gedächtniskomponente dieser Aufgabe führten Elliott und Mitarbeiter (1996) eine „matching to sample-Aufgabe" sowohl unter der simultanen („simultaneous matching to sample") als auch unter der Gedächtnisbedingung („delayed matching to sample") durch. Die depressiven Patienten zeigten in beiden Bedingungen Defizite. Interessanterweise waren in der Gedächtnisbedingung die Beeinträchtigungen auch dann statistisch nachweisbar, wenn die Leistung in der simultanen Bedingung herausgerechnet wurde.

Während die einfache Merkspanne unbeeinträchtigt ist, kommt es bei komplexeren Arbeitgedächtnisaufgaben zu Beeinträchtigungen

Zusammenfassend ist festzuhalten:

– Die Ergebnisse sind insgesamt eher heterogen, was nicht für ein herausragendes Aufmerksamkeitsdefizit depressiver Patienten spricht.
– Depressive Patienten sind leicht verlangsamt, wobei eher die mentalen, als die motorischen Prozesse verlangsamt zu sein scheinen.
– Es ist nicht konsistent nachgewiesen, dass die Reaktionslatenzen von der Komplexität der mentalen Prozesse abhängen.
– Die Mehrzahl der Befunde zeigt eine Beeinträchtigung der geteilten Aufmerksamkeit.
– In Bezug auf die selten untersuchte Vigilanz gibt es widersprüchliche Resultate.
– In Bezug auf das Kurzzeit- und Arbeitsgedächtnis sind sowohl die aufmerksamkeitsbezogenen als auch gedächtnisbezogenen Teilprozesse leicht beeinträchtigt. Die einfache Merkspanne ist hingegen voll erhalten.

24

4.1.2 Exekutivfunktionen

Während viele neuropsychologische Konstrukte, wie z. B. das der Aufmerksamkeit oder des Gedächtnisses (s. Kapitel 4.1.3) der Alltagssprache entlehnt sind, ist der Begriff „Exekutivfunktion" wenig geläufig. Eine einheitliche Definition von Exekutivfunktionen existiert nicht und unter Exekutivfunktionen wird eine Reihe verschiedener kognitiver Leistungen zusammengefasst. Diesen Leistungen ist gemeinsam, dass sie eher „höhere" mentale Leistungen betreffen, und dass sie eine Voraussetzung für eigenständiges, zielgerichtetes Verhalten darstellen. Man kann „einfache" Prozesse exekutiver Funktionen, wie z. B. die Denkflexibilität oder Inhibitionsprozesse, von komplexen exekutiven Funktionen unterscheiden, die eine ganze Reihe dieser einfachen Prozesse beinhalten. Ein Beispiel für eine komplexe Funktion ist etwa die Planungsfähigkeit. Einiges, was oben bereits über Aufmerksamkeitsfunktionen gesagt wurde, gilt auch für die Exekutivfunktionen: Exekutivfunktionen sind nicht nur eine neuropsychologische Teilleistung, sondern stellen eine Voraussetzung für andere praktische und kognitive Prozesse dar. Dazu ein Beispiel: Ein Student muss für eine Prüfung lernen. In erster Linie scheint die Prüfung Gedächtnisfunktionen zu beanspruchen. Neben Aufmerksamkeitsprozessen sind aber auch Exekutivfunktionen wesentlich am Erfolg der Prüfung beteiligt: Zunächst einmal muss der Student planen, zu welchem Zeitpunkt er sich für die Prüfung anmeldet, wann also ein Bestehen wahrscheinlich ist. Er muss planen, wann er mit dem Lernen anfängt, wie viele Stunden er täglich lernen muss. Weiterhin sind Lernstrategien hilfreich. Beispielsweise ist es nicht sinnvoll vier Stunden am Stück zu lernen, stattdessen sollte die Lernzeit in kleinere Intervalle aufgeteilt werden. Für die Erhaltung der Lernmotivation ist es geraten, sich in einer Lernperiode auch ein paar schöne Dinge vorzunehmen, auch kann ein Stessmanagement sinnvoll sein. Lernen gelingt außerdem dann am besten, wenn der Lernstoff gut verstanden wird. Unser Student tut also gut daran, die Lerninhalte wirklich zu „durchdringen", Ursache-Wirkungsgefüge logisch aufzubereiten, Beziehungen zwischen Wissensgebieten herzustellen und den Lernstoff übersichtlich zu strukturieren. Hilfreich ist auch das Material zu visualisieren und den Lernvorgang ausreichend häufig zu wiederholen. Das bedeutet, eine ganze Reihe an exekutiven Funktionen sind beim Lernen für eine Prüfung erforderlich.

Störungen exekutiver Funktionen werden bei depressiven Patienten immer wieder gefunden. Im Folgenden soll der aktuelle Wissenstand für verschiedene Exekutivfunktionen dargestellt werden.

Kognitive Flexibilität: Unter kognitiver Flexibilität ist die Fähigkeit zu verstehen, Denk- und Verhaltensweisen umzustellen, wenn es die Situation erfordert. Flexibilitätsleistungen erfordern somit auch die Unterdrückung von Reaktionsroutinen. In Flexibilitätsaufgaben werden verschiedene Reize dargeboten (z. B. Buchstabe und Zahl), wobei nicht immer auf denselben

Reiz reagiert, sondern abwechselnd reagiert werden muss. Aufgaben dieses Typs erfordern reaktive Flexibilität, d. h. die flexible mentale Operation bezieht sich auf vorgegebene Reize und Reaktionsmöglichkeiten. Davon unterschieden wird die so genannte spontane Flexibilität, die in der Regel über so genannte „Fluency"-Aufgaben untersucht wird. In solchen Aufgaben sollen die Probanden in einer begrenzten Zeiteinheit z. B. möglichst viele Wörter mit einem bestimmten Anfangsbuchstaben nennen (formal-lexikalische oder phonologische Wortflüssigkeit) oder Wörter, die einer bestimmten Kategorie zuzuordnen sind, z. B. Supermarktartikel (semantische Wortflüssigkeit). Diese Aufgaben erfordern ebenfalls kognitive Flexibilität, da der gleiche Begriff und somit die gleiche „Reaktion" nicht mehrfach genannt werden darf und setzen zusätzlich auch eine produktive Leistung voraus.

Beeinträchtigungen von Flexibilität und „Fluency" werden in der Literatur konsistent berichtet

Über Flexibilitäts- und „Fluency-Einbußen" depressiver Patienten wird sehr konsistent berichtet. Bereits in der oben erwähnten frühen Studie von Friedman (1964) erwies sich die beeinträchtigte Flexibilität als zentrales kognitives Defizit depressiver Patienten. Auch in neueren Untersuchungen wird dieser Befund konsistent bestätigt (Alexopoulos et al., 2002; Austin et al., 1999; Austin et al., 1992; Brown, Scott, Bench & Dolan, 1994; de Groot, Nolen, Huijsman & Bouvy, 1996; Elliott et al., 1996; Landro, Stiles & Sletvold, 2001; Moreaud et al., 1996; v. Gorp & Cummings, 1996).

In unserer bereits oben zitierten Studie (Beblo et al., 1999) sind mit Gedächtnis, Kurzzeit- und Arbeitsgedächtnis, Reaktionszeit, selektiver Aufmerksamkeit, visuo-konstruktiven Fertigkeiten, Flexibilität und Fluency wesentliche neuropsychologische Funktionsbereiche abgedeckt worden. Wir fanden zwar in verschiedenen Funktionsbereichen leichte Einbußen, die stärkste Beeinträchtigung zeigte sich jedoch in den Flexibilitätstests. Ganz ähnliche Resultate ergab eine Studie von Purcell und Mitarbeitern (1997). Die Autoren verglichen junge depressive Patienten mit gesunden Probanden hinsichtlich einer Reihe neuropsychologischer Teilleistungen wie Kurzzeit- und Arbeitsgedächtnis, Planen, Gedächtnis (Wiedererkennungsparadigma), selektive Aufmerksamkeit, kognitive Geschwindigkeit und kognitive Flexibilität. Defizite zeigten die Patienten im Flexibilitätsparadigma, ebenso eine verzögerte Bewegungsinitiierung bei der Planungsaufgabe. Murphy und Mitarbeiter (1999) legten 18 manischen und 28 depressiven Patienten sowie 22 gesunden Kontrollpersonen eine umfangreiche Testbatterie vor. Aus den Ergebnissen schlossen die Autoren, dass beide Patientengruppen mit leichten Defiziten in den Bereichen Gedächtnis, Aufmerksamkeit und Planen einerseits allgemein unspezifische Beeinträchtigungen zeigen. Andererseits stellte sich heraus, dass nur die depressiven Patienten Beeinträchtigungen der Flexibilität, und nur die manischen Patienten eine verminderte Fähigkeit zur Reaktionshemmung sowie eine beeinträchtigte Fähigkeit zur Aufmerksamkeitsfokussierung zeigten. Auch in Metaanalysen (Veiel, 1997) und Reviews (Beblo & Herrmann, 2000; Fossati, Ergis & Allilaire, 2002) wird auf die besondere Bedeutung von Flexibilitätseinbußen bei Depression hingewiesen. Schließlich entspricht die Beeinträchtigung der kognitiven Flexibilität auch dem klinischen Erscheinungsbild depressiver Patienten: Sie erscheinen rigide und halten unflexibel an negativen Einstellungen fest, eine Beobachtung, die in kognitiven Theorien zur Depressionsgenese, wie z. B. von Beck (1967), berücksichtigt wird.

Inhibition: Ohne ausreichende Inhibitions- oder Hemmprozesse wäre ein normales Leben nicht möglich. Insbesondere für das soziale Leben sind Inhibitionsprozesse zentral: Menschen gehen nicht allen Impulsen, die ihnen durch den Kopf gehen, nach. Inhibitionsprozesse spielen ebenso in neuen Situationen eine wichtige Rolle: Vertrautes Verhalten muss inhibiert werden, damit Platz für neues Verhalten entsteht. Auch für kognitive Tätigkeiten sind Inhibitionsprozesse wichtig: Wenn Sie z. B. ein Problem lösen müssen, werden Ihnen auch Gedanken oder Ideen durch den Kopf gehen, die Sie der Lösung nicht näher bringen. Diese müssen unterdrückt werden, um wieder kognitive Kapazitäten für die Aufgabenlösung zur Verfügung zu haben.

Die Frage, inwieweit depressive Patienten unter gestörten Inhibitionsprozessen leiden, ist noch nicht beantwortet. Einerseits erscheint dies zunächst abwegig, da depressive Patienten eher gehemmt wirken, ganz im Gegensatz zu manischen Patienten. Diese Beobachtung wird von der bereits beschriebenen Studie von Murphy und Mitarbeitern (1999) unterstützt. In Übereinstimmung mit diesen Ergebnissen fanden auch Degl'Innocenti und Kollegen (Degl'Innocenti, Agren & Backman, 1998) keine Störung der Unterdrückung irrelevanter Reize.

Die Befundlage zu Inhibitionsprozessen ist heterogen

Andererseits sind auch bei depressiven Patienten gestörte Hemmprozesse denkbar. Die Verhaltensbeobachtung zeigt, dass die Patienten negative Kognitionen nur schwer unterdrücken können. Ebenfalls fällt es ihnen schwer, Verhaltensroutinen zu hemmen, um neues Verhalten initiieren zu können. Insofern wundert es nicht, dass in einigen Untersuchungen Inhibitionsprobleme depressiver Patienten gefunden wurden. In einer Untersuchung von Schatzberg und Mitarbeitern (2000) kam das Stroop-Paradigma zum Einsatz. In einem Aufgabenteil („Interferenz") sind Farbwörter in nicht korrespondierenden Farben gedruckt. Das Wort „blau" ist z. B. in rot gedruckt oder das Wort „grün" in gelb. Die Probanden müssen dabei so schnell wie möglich die Druckfarben der Wörter nennen. Weil es eher unseren Gewohnheiten entspricht, Wörter zu lesen als die Druckfarbe zu benennen, muss in dieser Aufgabe die Verhaltensroutine des Lesens aktiv unterdrückt werden. Dabei fanden Schatzberg und Mitarbeiter eine deutliche Beeinträchtigung depressiver Patienten.

Planung: Planungsprozesse sind ein Kernbereich exekutiver Funktionen. Zum Erreichen von Zielen ist es notwendig, wie eingangs dargestellt, die einzelnen Handlungsschritte sorgfältig zu planen. Planung setzt eine Reihe von Teilprozessen voraus. Lezak (1995) nennt die Fähigkeit eine zukünftige Situation vorwegzunehmen, die aktuelle Situation zu objektivieren und zu abstrahieren, Lösungsalternativen flexibel zu entwerfen und gegeneinander abzuwägen. Der zu entwerfende Handlungsplan setzt eine hierarchische und sequenzielle Organisation voraus. Die Aufmerksamkeit muss auf das Problem bzw. die Problemlösung gerichtet bleiben und abweichende Impulse müssen kontrolliert bzw. inhibiert werden.

Planungsleistungen werden z. T. mit Aufgaben erfasst, die ursprünglich als Knobelaufgaben entwickelt wurden. Der so genannten „Turm-von-Hanoi-Aufgabe" liegt ein Brett mit drei Stäben zu Grunde. Auf einem dieser Stäbe stecken Scheiben, die unter Befolgung bestimmter Regeln in eine Zielposition zu überführen sind. Das Ziel besteht in der Planung und Durchführung einer Zugsequenz, die schnell und rationell zur Zielposition führt. Eine ähnliche Aufgabe, auch eine „Turm-Aufgabe", ist die „Turm-von-London-Aufgabe", bei welcher farbige Kugeln ebenfalls auf Stäben in definierte Zielpositionen überführt werden müssen.

Depressive Patienten zeigen Planungsdefizite in der „Turm von Hanoi Aufgabe"

Bei depressiven Patienten werden in diesen Aufgaben größtenteils Einbußen beschrieben (Beats, Sahakian & Levy, 1996; Elliott et al., 1996; Fossati et al., 2002; Moreaud et al., 1996).

Konzeptbildung: Unter Konzeptbildung wird eine kognitive Leistung verstanden, die dazu befähigt, Dinge zu sortieren und einzuordnen. Die Frage nach dem Oberbegriff von z. B. „Taube" und „Spatz" setzt Konzeptbildung voraus: „Taube" und „Spatz" sind als Vögel einzuordnen. Ähnlich wie bei Planungsfertigkeiten setzen Konzeptbildungsaufgaben eine ganze Reihe weiterer Funktionen voraus. Ein sehr bekanntes neuropsychologisches Verfahren zur Erhebung der Konzeptbildung ist der „Wisconsing Card Sorting Test" (WCST). In diesem Verfahren werden den Patienten sukzessive Karten mit Symbolen vorgelegt, die nach bestimmten Merkmalen sortiert werden müssen. Bei diesem Test werden überwiegend Beeinträchtigungen depressiver Patienten gefunden (Austin et al., 1999; Degl' Innocenti et al., 1998; Fossati, Ergis & Allilaire, 2001; Martin, Oren & Boone, 1991).

Konzeptbildung ist beeinträchtigt

In der Studie von Fossati und Mitarbeitern (2001) ist dieser Themenbereich besonders differenziert untersucht worden. Die Autoren legten den depressiven Patienten sowohl eine modifizierte Form des WCST als auch den „California Card Sorting Test" (CCST) vor. Dabei mussten Karten auf möglichst vielfältige Art sortiert werden (spontane Bedingung), vorgelegte Sortierungen benannt werden (strukturierte Bedingung) und Karten nach einer vorgegebenen Regel sortiert werden (Bedingung mit Hinweisreiz). Während die Patienten im modifizierten WCST und CCST keine Probleme hatten, Konzepte zu identifizieren, zeigten sie eine reduzierte Anzahl selbstständig generierter Konzepte im CCST. Dieses Defizit bestätigt die oben

28

genannten Befunde, welche auf eine reduzierte spontane Flexibilität depressiver Patienten hinweisen.

Zusammenfassend ist festzuhalten:

– Depressive Patienten zeigen exekutive Dysfunktionen.
– Vorrangig scheint es dabei zu einer verminderten Flexibilitätsleistung zu kommen.
– Die Befundlage zu Inhibitionsprozessen bei Depression ist eher uneinheitlich.
– In der Literatur werden auch Beeinträchtigungen von Planungsfähigkeiten und Konzeptbildung berichtet.

4.1.3   Gedächtnis

Das Gedächtnis ist kein einheitliches System, sondern besteht aus verschiedenen Subsystemen. Das Kurzzeit- und Arbeitsgedächtnis, in welchen wenige Informationen für eine sehr kurze Zeit gehalten werden, sind bereits oben (Kapitel 4.1.1) bei den Aufmerksamkeitsfunktionen besprochen werden. An dieser Stelle sollen Langzeitgedächtnisfunktionen besprochen werden. Langzeitgedächtnis hat etwas mit Speicherung zu tun, d. h. Informationen müssen nicht ständig präsent gehalten werden, um sie abrufen zu können, wie im Kurzzeitgedächtnis.

Informationen können von Minuten bis hin zu Jahren im Langzeitgedächtnis verweilen. Das Langzeitgedächtnis bezieht sich sowohl auf Informationen, die vor längerer Zeit (bzw. vor einer Erkrankung oder Hirnverletzung) gelernt wurden, man spricht dann von Altgedächtnis, als auch auf Informationen, die danach gelernt wurden, man spricht dann von Neugedächtnis. Das Langzeitgedächtnis kann in weitere Subsysteme aufgeteilt werden, in Abhängigkeit vom zu lernenden Material (vgl. Abbildung 3). Die wahrscheinlich wichtigste Unterscheidung betrifft das deklarative oder explizite Gedächtnis und das nicht-deklarative oder implizite Gedächtnis. Lebenserinnerungen, Lernen für eine Prüfung, Wissen; diese Inhalte sind im deklarativen Gedächtnis gespeichert. Dieses Wissen ist bewusst und kann bewusst abgerufen werden. Doch Gedächtnis ist mehr als bewusstes Wissen. Beispielsweise die Fähigkeit, Fahrrad zu fahren ist eine gelernte Fähigkeit und somit Teil des Gedächtnisses. Diese so genannte prozedurale Fertigkeit ist im nicht-deklarativen Gedächtnis gespeichert. Eine zentrale Unterscheidung innerhalb des deklarativen Gedächtnisses betrifft das episodische und das semantische Gedächtnis (Tulving, 1972). Das semantische Gedächtnis repräsentiert Wissen, z. B., dass Athen die Hauptstadt von Griechenland ist. Das episodische Gedächtnis hingegen beinhaltet vor allem autobiografische Erinnerungen, z. B. Erinnerungen an eine bestimmte Reise. Das episodische Gedächtnis erlaubt uns zu erinnern, wann und wo wir etwas gelernt oder erlebt haben, das semantische Gedächtnis nicht: Wahrscheinlich

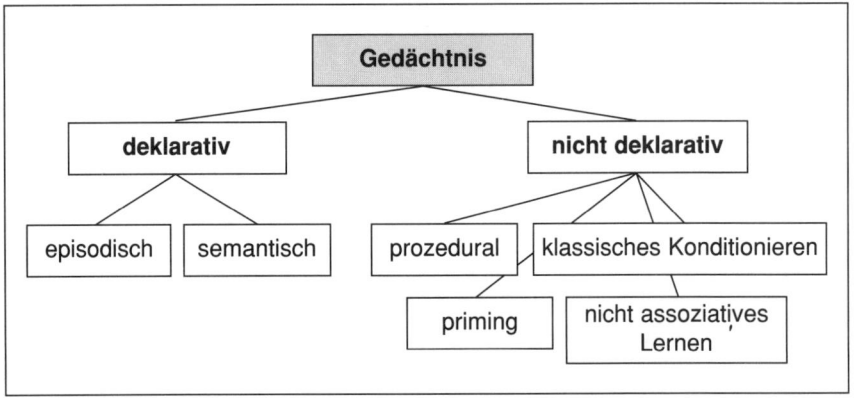

Abbildung 3: Gedächtnissysteme

wissen Sie nicht mehr, wann und wo Sie gelernt haben, dass Athen Griechenlands Hauptstadt ist. Lerntests setzen in der Regel die persönlich Erinnerung an den Lernvorgang voraus und beanspruchen somit das episodische Gedächtnis.

Die meisten Studien zum Thema fokussieren auf das Gedächtnis

Die meisten Studien, in denen neuropsychologische Beeinträchtigungen depressiver Patienten untersucht werden, fokussieren auf das Gedächtnis. Über die Frage, warum das so ist, kann nur spekuliert werden: Zum einen ist „das Gedächtnis" ein auch für neuropsychologische Laien sehr präsentes Konstrukt. Wirkliche oder vermeintliche Gedächtnisdefizite werden im Alltag leicht schmerzlich bewusst und dementsprechend häufig genannt. Somit kann es nicht verwundern, dass depressive Patienten in erster Linie ein schlechtes Gedächtnis beklagen und diese Funktionen primär überprüft werden. Ein weiterer Grund für die häufige Untersuchung von Gedächtnisfunktionen depressiver Patienten liegt möglicherweise in der Historie der Untersuchung neuropsychologischer Defizite depressiver Patienten begründet. Da diese neuropsychologischen Defizite häufig an eine Demenz erinnern, wurden diese Defizite auch als „Pseudodemenz" bezeichnet (Dieser Begriff wird heute im Allgemeinen nicht mehr verwendet, vgl. auch Kapitel 6.1). Da eine Gedächtnisstörung häufig das erste neuropsychologische Symptom der senilen Demenz vom Alzheimertyp darstellt, war damit die Erwartung verbunden, dass auch Patienten mit „depressiver Pseudodemenz" primär Gedächtnisstörungen zeigen.

Das deklarative Gedächtnis ist beeinträchtigt, das nicht-deklarative Gedächtnis ist unbeeinträchtigt

Die meisten Studien, in denen das deklarative, also explizite Gedächtnis depressiver Patienten auf der Basis von Lernaufgaben untersucht worden ist, zeigen Beeinträchtigungen (z. B. Austin et al., 1999; Landro et al., 2001; Pálsson & Skoog, 1997), wogegen das nicht-deklarative, also implizite Gedächtnis unbeeinträchtigt zu sein scheint (vgl. z. B. Ilsley, Moffoot & O'Carroll, 1995).

30

Wie oben schon erwähnt, sind Gedächtnisleistungen abhängig von exekutiven Funktionen und Aufmerksamkeit. Dementsprechend ist es möglich, dass die Defizite im deklarativen Gedächtnis keine eigentliche Gedächtnisstörung darstellten, sondern mit beeinträchtigten assoziierten Funktionen zusammenhängen. Vor bereits einigen Jahren wurde diese Debatte auf der Basis der Unterteilung von Hasher und Zacks (1979) geführt: Die Autoren unterschieden die so genannten „effortful processes" von „automatic processes" im Gedächtnis. „Effortful processes" sind solche kognitive Prozesse, welche eine geistige Anstrengung erfordern im Sinne von Aufmerksamkeitsleistungen und exekutiven Leistungen. Ein Beispiel dafür wäre der aktive Abruf von gelerntem Material. „Automatic processes" werden subjektiv als wenig anstrengend erlebt und finden nur mit einer minimalen Beteiligung von Aufmerksamkeit und exekutiven Funktionen statt. Ein Beispiel dafür sind Wiedererkennungsleistungen, wobei gelernte Inhalte nicht aktiv reproduziert werden müssen, sondern vorgegebene Inhalte, z.B. Wörter, daraufhin beurteilt werden müssen, ob sie sich unter vorher gelernten Wörtern befanden, oder nicht. Im Hinblick auf die Unterteilung von Hasher und Zacks führten Brand und Mitarbeiter (1992) ein Wortlisten-Paradigma mit fünf Lerndurchgängen durch. Dabei gingen sie davon aus, dass insbesondere die Lernleistung im ersten Durchgang „effortful" ist, während die Abrufleistung nach fünf Durchgängen und die Wiedererkennungsleistung weniger anstrengende Leistungen voraussetzen. Tatsächlich zeigten die depressiven Patienten nach dem ersten Lerndurchgang sowohl Defizite im freien Abruf und Wiedererkennen, während nach 5 Lerndurchgängen nur die Leistung im freien Abruf herabgesetzt war. Diese Ergebnisse weisen nach Ansicht der Autoren darauf hin, dass Gedächtnisdefizite nur unter hohen Anforderungen an „effortful processes" auftreten. Zu ähnlichen Ergebnissen kommt eine Studie von Degl'Innocenti und Bäckman (1999). In einem „Source Memory"-Paradigma wurden den Probanden Wörter aus verschiedenen Quellen (z.B. Untersuchungsleiter oder Assistent) dargeboten. Anschließend mussten die Probanden entscheiden, aus welcher Quelle ihnen ein Wort vorgelesen worden ist. Eine hohe Ähnlichkeit der Quellen steigert die Anforderungen an die Differenzierungsfähigkeit, d.h. der Schwierigkeitsgrad dieser Aufgabe steigt mit der Ähnlichkeit. Gegenüber gesunden Kontrollen zeigten die Patienten nur bei schwierigen Diskriminierungen Defizite. Diese Ergebnisse verdeutlichen, dass bei Depression tatsächlich weniger die Gedächtnisleistung „als solche" beeinträchtigt ist, als vielmehr damit assoziierte Aufmerksamkeitsleistungen und exekutive Funktionen.

Zu anderen Ergebnissen kam eine Untersuchung von Rohling und Scogin (1993). Sie verglichen die Gedächtnisleistungen von depressiven Patienten mit den Leistungen gesunder Kontrollpersonen und den Leistungen einer weiteren Kontrollgruppe von Patienten mit psychischen Störungen. Die Gruppe setzte sich aus Patienten mit remittierter Depression und Patienten mit einer aktuellen anderen Diagnose (z.B. Persönlichkeitsstörung) zusammen. Alle Untersuchungsteilnehmer mussten zwei Aufgaben durchführen, die eine komplexe kognitive Materialverarbeitung voraussetzen („effortful") und zwei Aufgaben, die stärker auf „automatic processes" fokussierten. In der ersten Kategorie fanden sich der freie Abruf einer Wortliste und eine Aufgabe zum Paarassoziationslernen. Bei dieser Aufgabe sollten Wortpaare gelernt werden, wobei anschließend das jeweils zweite Wort nach Vorgabe des ersten erinnert werden musste. In der zweiten Kategorie mit weniger Anforderungen an „effortful processes", wurden eine Aufgabe zum räumlichen Objektgedächtnis und eine Gedächtnisaufgabe zur Erscheinungshäufigkeit von Objekten gestellt. Bei der Aufgabe zum räumlichen Objektgedächtnis sollten die Probanden Objekte benennen, die in einer bestimmten räumlichen Position auf Papierbögen angeordnet waren. Bei der Präsentation der Objekte bestand die Aufgabe nur in der Benennung des Objekts, die Probanden wussten also nicht, dass sie sich die Objektpositionen merken sollten. Die gleiche Anweisung gab es auch bei der Aufgabe zur Erscheinungshäufigkeit von Objekten. Einige der Objekte dieser Aufgabe wurden mehrfach gezeigt und die Probanden mussten anschließend einschätzen, wie häufig ein bestimmtes Objekt gezeigt worden war. Rohling und Scogin verglichen die Untersuchungsgruppen hinsichtlich der einzelnen Verfahren und berechneten zusätzliche Werte, in welchen die kognitiv „anstrengenden" („effortful") und die kognitiv weniger anstrengenden („automatic") Aufgaben zusammengefasst wurden. Sie fanden keine Unterschiede zwischen den Untersuchungsgruppen und somit auch keinen Hinweis dafür, dass depressive Patienten insbesondere eine Schwäche für Anstrengung erfordernde

Die Gedächtnisdefizite depressiver Patienten können nicht allein auf der Basis beeinträchtigter Basisfunktionen erklärt werden

Gedächtnisaufgaben zeigen. Nach den Ergebnissen von Rohling und Scogin können die Gedächtnisdefizite depressiver Patienten somit nicht allein auf der Basis beeinträchtigter exekutiver oder Aufmerksamkeitsleistungen erklärt werden. Interessanterweise erwies sich allerdings das Alter der Probanden als bedeutsam: Ältere Probanden zeigten eine spezifische Beeinträchtigung in den „anstrengenden" Testverfahren.

In Bezug auf Gedächtnisleistungen depressiver Patienten ist festzuhalten:

- Depressive Patienten zeigen Defizite im deklarativen Gedächtnis, nicht aber, oder kaum, im nicht-deklarativen Gedächtnis.
- Die Defizite im deklarativen Gedächtnis sind wahrscheinlich nicht ausschließlich auf beeinträchtigte Aufmerksamkeitsleistungen oder exekutive Dysfunktionen zurückzuführen.

4.1.4 Sonstige neuropsychologische Beeinträchtigungen

In den letzten Abschnitten sind neuropsychologische Befunde bei depressiven Patienten in den Bereichen Aufmerksamkeit, exekutive Funktionen und Gedächtnis dargestellt worden. In diesen Bereichen sind größtenteils

Beeinträchtigungen depressiver Patienten gefunden worden. Darüber hinaus liegen auch Untersuchungen vor, in welchen weitere neuropsychologischen Bereiche, wie z. B. visuo-räumlichen Funktionen, untersucht worden sind. Die Befunde hierbei sind jedoch eher inkonsistent.

Eine bekannte Untersuchungsmethode visuo-perzeptiver Leistungen besteht in der Einschätzung der Parallelität von Linien. Im „Line Orientation Test" (Benton, Varney & Hamsher, 1978) sind zwischen 0 und 180 Grad abgewinkelte Linien dargestellt, die auf Parallelität mit Bezugslinien eingeschätzt werden müssen. Zum Teil wurden Defizite depressiver Patienten gefunden (Bulbena & Berrios, 1993), z. T. nicht (de Groot et al., 1996). Donelly und Mitarbeiter (1980) untersuchten in einer ähnlichen Aufgabe die Identifizierung von Position und Orientierung geometrischer Figuren. Dabei kontrollierten sie im Vergleich depressiver Patienten mit gesunden Kontrollpersonen wesentliche Einflussfaktoren wie Alter, Geschlecht und Bildungsstand. Außerdem kontrollierten sie statistisch den Einfluss von Aufmerksamkeit (über die Zahlenmerkspanne) und den verbalen Intelligenzquotienten. Trotz dieser methodischen Maßnahmen erwies sich die Leistung der Patientengruppe als beeinträchtigt.

Im Gegensatz zu den visuo-perzeptiven Leistungen erfordern räumlich-konstruktive Fertigkeiten neben der visuellen Analyse der Vorlage zusätzlich einen manuellen Arbeitsschritt. In typischen Aufgaben müssen z. B. Vorlagen abgezeichnet werden oder Einzelteile zu einer Gesamtfigur zusammengefügt werden. Eine bekannte Aufgabe für letzteres ist der Mosaiktest, ein Verfahren aus dem Hamburg-Wechsler Intelligenztest für Erwachsene (Tewes, 1991; Wechsler, 1981). Bei diesem Verfahren müssen unter Einhaltung einer Zeitvorgabe zweidimensionale Muster mit vier bzw. neun Würfeln nachgelegt werden. Die Ergebnisse hierzu sind bei depressiven Patienten nicht einheitlich: Pálsson und Mitarbeiter (2000) fanden Beeinträchtigungen depressiver Patienten im Gegensatz zu Austin und Kollegen (1992). Möglicherweise ist auch die Leistungsqualität bei depressiven Patienten verändert: In einer bereits älteren Untersuchung fand Caine (1981), dass depressive Patienten dazu tendieren, Details einer zu kopierenden Figur auszulassen oder zu verändern, wohingegen die Grundgestalt der zu zeichnenden Figur erhalten blieb.

Die Befunde zu visuo-räumlichen Leistungen sind heterogen

Klassische neuropsychologische Syndrome, wie z. B. Aphasie (Sprachstörungen), Apraxie (Störungen von Bewegungsfolgen, die nicht auf basale motorische Beeinträchtigungen zurückzuführen sind) oder Agnosie (Störung des Erkennens bei erhaltenen visuellen Basisfunktionen), treten bei Depression in der Regel nicht auf.

Klassische neuropsychologische Syndrome, z. B. Aphasie, treten bei Depression nicht auf

Wie lassen sich diese vielen, z. T. widersprüchlichen Untersuchungsbefunde zu einem kohärenten Bild neuropsychologischer Störungen depressiver Patienten zusammenfügen? Die Uneinheitlichkeit vieler Befunde macht deutlich, dass es eindeutige Schlussfolgerungen nicht geben kann. Dennoch soll

33

an dieser Stelle eine bewertende Zusammenfassung vorgenommen werden (s. Abbildung 4):

1. Eine Störung der kognitiven Flexibilität depressiver Patienten wird einheitlich in vielen Einzelstudien berichtet, und in Metaanalysen ist eine Störung der kognitiven Flexibilität depressiver Patienten als vorrangig bezeichnet worden. Auch Studien zum Verlauf depressiver Störungen (s. Kapitel 5) weisen auf eine wichtige Rolle von Flexibilitätseinbußen hin. Weiterhin sind Flexibilitätsleistungen an die intakte Funktion neuronaler Schaltkreise gebunden, die bei depressiven Störungen beeinträchtigt sind (s. Kapitel 3.4). Schließlich entspricht die Annahme einer reduzierten kognitiven Flexibilität auch dem klinischen Erscheinungsbild der Patienten. Möglicherweise also ist die verminderte Flexibilität depressiver Patienten die herausragende neuropsychologische Störung. Nicht in allen Studien jedoch zeigen depressive Patienten ein herausragendes Flexibilitätsproblem, sondern Gedächtnisstörungen oder andere exekutive Dysfunktionen stehen im Vordergrund.
2. In weiteren Exekutivfunktionen, Aufmerksamkeit, Gedächtnis und möglicherweise auch visuo-räumlichen Funktionen sind immer wieder Auffälligkeiten dokumentiert worden. In Übereinstimmung damit wurden bei depressiven Patienten auch in Bezug auf modalitätenübergreifende Intelligenzleistungen Beeinträchtigungen gefunden (Brown et al., 1994; Donelly et al., 1980; Kral, 1982).
3. Schließlich gibt es auch neuropsychologische Auffälligkeiten, die bei depressiven Patienten in der Regel nicht gefunden werden, z. B. Aphasie, Agnosie oder Apraxie.

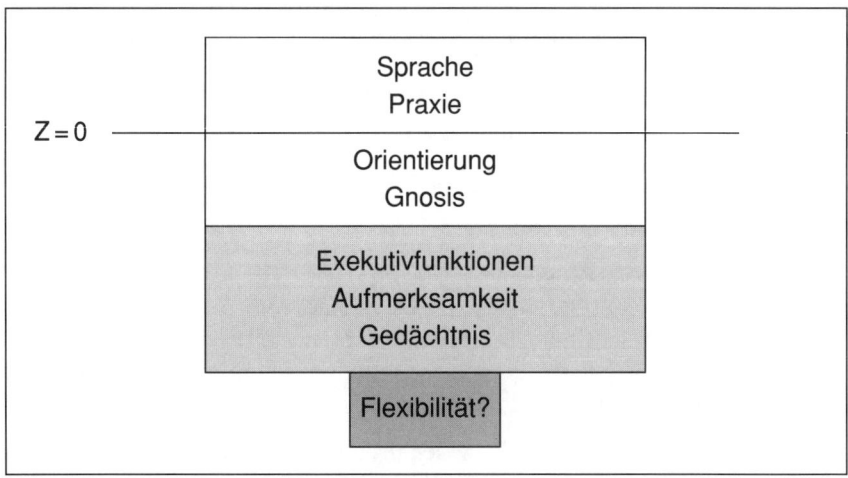

Abbildung 4:
Neuropsychologisches Profil depressiver Störungen

4.2   Einflussfaktoren

Fast alle bisher zitierten Studien sind Gruppenstudien. Sind in diesen Studien durchschnittliche Beeinträchtigungen berichtet worden, ist damit nicht gesagt, wie dieser herabgesetzte Durchschnittswert zu Stande kommt, ob also alle Patienten etwas schlechter als Gesunde abschneiden, oder ob wenige Patienten den Leistungsdurchschnitt der Untersuchungsgruppe nach unten ziehen. Ein statistisches Maß, welches über diese Fragen Auskunft gibt, ist die Streuung. In einer Metaanalyse zeigte sich, dass die Leistungsstreuung depressiver Patienten erhöht ist, d. h. die Leistungsunterschiede sind zwischen depressiven Patienten größer als zwischen gesunden Personen (Veiel, 1997). Außerdem steht fest, dass nicht alle depressiven Patienten testpsychologisch objektivierbare neuropsychologische Auffälligkeiten zeigen.

Tabelle 4:
Wichtige Einflussfaktoren und ihre Bedeutung für den Zusammenhang
zwischen Depression und neuropsychologischen Defiziten

Variablen	Einfluss	Einflussrichtung
Subtypen der affektiven Störung	+	Defizitstärke: Bipolar > Unipolar Major Depression > Dysthymie Melancholie > keine Melancholie Psychotisch > nicht psychotisch
Schweregrad der Episode	−	
Alter	+	Zusammenhang Depression/neuro- psychologische Defizite im höheren Alter deutlicher
Motivation	−	
Verarbeitung von Misserfolg	+	verstärkte Leistungseinbußen nach Misserfolg bei Depression
Medikation	(+)	positiver Einfluss von SSRI
EKT	−	kein langfristiger Einfluss nachgewiesen
Hospitalisierung	+	Defizitstärke bei Depression: stationäre > ambulante Behandlung häufige > weniger stationäre Aufenthalte
Aufgabe: Itemvalenz	+	Bei Depression: Defizite primär bei positiven Items Bei Manie: Defizite primär bei negativen Items
Aufgabe: Zeitfaktor	+	Defizitstärke bei Depression: Speed-Tasks > Non-Speed-Tasks

Legende: + Einfluss nachgewiesen, (+) Einfluss nicht konsistent nachgewiesen, − Einfluss nicht nachgewiesen

Weiterhin sind die Inkonsistenzen zwischen den Studien auffällig. In Bezug auf einzelne Leistungsparameter und bezogen auf das allgemeine Leistungsniveau kommen verschiedene Autoren zu ganz unterschiedlichen Einschätzungen. Diese reichen von der Aussage, dass depressive Patienten keine nennenswerten Auffälligkeiten zeigen (Friedman, 1964) bis hin zu der Schlussfolgerung, dass neuropsychologische Funktionen ernsthaft beeinträchtigt seien (Danion et al., 1991). Ebenso gibt es, wie eben bereits angedeutet, keine einheitliche Meinung darüber, welche neuropsychologische Störung im Vordergrund der Symptomatik steht, *das* neuropsychologische Defizitprofil depressiver Patienten gibt es nicht.

Diese Uneinheitlichkeit verwundert nicht, wenn man sich vergegenwärtigt, wie uneinheitlich das Krankheitsbild der Depression ist und welche weiteren Faktoren die neuropsychologische Leistung depressiver Patienten beeinflussen. Die wichtigsten Einflussfaktoren sind in Tabelle 4 dargestellt und sollen im Folgenden diskutiert werden.

Subtypen, Symptome und Schweregrad affektiver Störungen

Nach den aktuellen internationalen Diagnosesystemen DSM IV (American Psychiatric Association, 1994) und ICD-10 (Dilling et al., 1994) werden – wie eingangs beschrieben – verschiedene Subtypen affektiver Störungen unterschieden. Die folgende Darstellung ist am DSM IV orientiert, da sich die meisten empirischen Studien zum Thema auf dieses System stützen. Zentral ist die Unterscheidung unipolarer und bipolarer Störungen. Während unipolare Störungen von depressiver Stimmung begleitet werden, wechseln sich bei den bipolaren Störungen depressive und manische, d. h. abnorm angehobene Stimmungen miteinander ab. Tendenziell zeigen unipolar depressive Patienten bessere Testleistungen als bipolar Erkrankte – auch dann, wenn sich die Untersuchungsgruppen hinsichtlich der Depressionsschwere und Dauer der Erkrankung entsprechen. Burt und Mitarbeiter (2000) fanden zwar ein vergleichbares allgemeines kognitives Leistungsvermögen beider Patientengruppen, beobachteten jedoch bei Patienten mit bipolarer Störung, die älter als 60 Jahre waren, schwächere Gedächtnisleistungen. Auch die Untersuchung von Borkowska und Rybakowski (2001) zeigt, dass Patienten mit bipolarer Störung in einigen neuropsychologischen Bereichen schlechter als unipolar Erkrankte abschneiden. Allerdings fokussierten sie auf andere Leistungsbereiche, nämlich primär auf exekutive Funktionen, und kamen hinsichtlich allgemeiner intellektueller Funktionen zu einem anderen Ergebnis als Burt und Mitarbeiter: Bipolar Erkrankte zeigten in nonverbalen Intelligenzfunktionen, gemessen mit der Wechsler-Adult Intelligence Scale – Revised (Wechsler, 1981), gegenüber unipolar Erkrankten die schlechteren Resultate. Auch in den exekutiven Funktionen fanden sich Gruppenunterschiede: Patienten mit bipolarer Störung hatten größere Probleme mit der Reaktionsinhibition, Wortflüssigkeit, Flexibilität und Konzept-

Bipolare Störungen sind von deutlicheren neuropsychologischen Beeinträchtigungen gekennzeichnet als unipolare

36

bildung. Allein die psychomotorische Geschwindigkeit war zwischen beiden Patientengruppen vergleichbar.

Neben dem Vergleich bipolarer vs. unipolarer depressiver Störungen sind weitere Patientengruppen mit verschiedenen Subtypen unipolar depressiver Störungen verglichen worden. Eine Unterscheidung betrifft die Erkrankungsdauer und die Symptomanzahl depressiver Störungen. Während bei einer Majoren Depression über einen Zeitraum von mindestens zwei Wochen mindestens fünf von neun depressionsspezifischen Symptomen auftreten müssen, setzt eine dysthyme Störung eine Krankheitsdauer von mindestens zwei Jahren voraus, wobei allerdings nur zwei von sechs Symptomen erfüllt sein müssen und die Kriterien für eine Majore Depression nicht erfüllt sein dürfen. Das heißt, während die Majore Depression eine schwere Depression mit vielen Symptomen voraussetzt, handelt es sich bei der dysthymen Störung um eine weniger schwere, allerdings chronische Erkrankung. Während diese Unterscheidung in einer Studie von Martin und Mitarbeitern (1991) keine wesentlich Rolle spielte, fanden Pálsson und Mitarbeiter (2000) bei Patienten mit Majorer Depression in mehr Funktionsbereichen neuropsychologische Beeinträchtigungen als bei Patienten mit Dysthymie.

Patienten mit Majorer Depression sind neuropsychologisch beeinträchtigter als Patienten mit Dysthymie

Patienten mit Majorer Depression können verschiedene Subtypen dieser Diagnose aufweisen, die als so genannte Zusatzkodierungen zusätzliche Symptome zeigen müssen, wie z. B. eine Majore Depression mit melancholischen oder psychotischen Merkmalen. Das Konzept der Melancholie entspricht in etwa der veralteten Kategorie der „endogenen Depression". Depressive Patienten mit melancholischen Merkmalen zeigen verstärkt körperliche Symptome, wie z. B. Gewichtsverlust, oder biozyklische Veränderungen, wie z. B. das Morgentief. Außerdem müssen die Stimmungsauffälligkeiten besonders ernst sein. Depressive Patienten mit psychotischen Merkmalen weisen eine schwere depressive Störung auf, die von Wahnvorstellungen oder Halluzinationen begleitet wird. Bei beiden Subtypen wurden deutlichere neuropsychologische Auffälligkeiten gegenüber Patienten mit Majorer Depression ohne Zusatzkodierung gefunden (Austin et al., 1999; Schatzberg et al., 2000).

Diese Ergebnisse verwundern auf den ersten Blick nicht: Patienten mit Diagnosen, die zusätzliche depressive oder (manische) Symptome voraussetzen, weisen in der Regel auch deutlichere neuropsychologische Beeinträchtigungen auf. Schwerere Erkrankungsvarianten scheinen somit mit deutlicheren neuropsychologischen Defiziten einhergehen. Denkbar ist auch, dass dieser Effekt durch Symptome moderiert wird, welche bei diesen schwereren Varianten wahrscheinlicher vorliegen. Ein Beispiel dafür ist die Verschiebung des Schlaf-Wachrhythmus, welcher insbesondere beim melancholischen Subtyp der Majoren Depression auftritt und mit neuropsychologischen Beeinträchtigungen, insbesondere Aufmerksamkeitsdefiziten, in Verbindung gebracht wird (Weinberg & Harper, 1993).

Besondere Subtypen sind von schwereren Einbußen begleitet

Ein einfacher
Zusammenhang
zwischen
Depressions-
schweregrad
und neuropsy-
chologischen
Defiziten
besteht nicht

Dagegen ist es überraschend, dass ein einfacher Zusammenhang zwischen dem Schweregrad der depressiven oder manischen Symptomatik und neuropsychologischen Defiziten innerhalb einer bestimmten Diagnosegruppe, z. B. innerhalb der Gruppe bipolarer Patienten, nicht zu bestehen scheint (Beblo & Herrmann, 2000).

Möglicherweise gibt es auch Subtypen depressiver Störungen, die vom DSM-IV nicht erfasst sind. Shenal et al. (2003) unterschieden verschiedene Störungsbilder, denen eine links frontale, rechts frontale oder rechts posteriore Dysfunktion zu Grunde liegt. Demnach sei eine linksfrontale Dysfunktion insbesondere mit einem Fehlen positiven Affekts, Sprecharmut und Verlangsamung assoziiert, während die Autoren rechts-frontale Dysfunktionen mit emotionaler Labilität und Aufmerksamkeitsproblemen in Verbindung brachten. Rechts-posteriore Dysfunktionen würden nach Ansicht der Autoren zu Affektarmut und einer beeinträchtigten Fähigkeit, Affekte bei sich und anderen wahrzunehmen führen. Ebenso könnten emotionale Konflikte nicht ausreichend verstanden werden.

Alter der Patienten

Bis zur Mitte des 20. Jahrhunderts war das Konzept der senilen Depression oder Involutionsmelancholie populär, worunter eine endogene depressive Ersterkrankung verstanden wurde, die nach dem 45. Lebensjahr beginnt. Tatsächlich weist die Analyse neuropsychologischer Defizite bei depressiven Patienten verschiedener Altersgruppen auf qualitative Besonderheiten depressiver Störungen im Alter hin. Zwar werden bei jüngeren und älteren depressiven Patienten im Vergleich zu altersangeglichenen gesunden Kontrollpersonen neuropsychologische Beeinträchtigungen gefunden, jedoch scheinen diese bei älteren Patienten deutlicher auszufallen (Beblo & Herrmann, 2000). Die Hintergründe dafür sind noch nicht eindeutig geklärt. Ein Erklärungsansatz zielt auf hirnorganische Auffälligkeiten ab, die eher bei älteren Patienten mit Depression gefunden werden (Simpson, Baldwin, Burns & Jackson, 2001) und die eine mögliche Grundlage für die neuropsychologischen Befunde darstellen. Möglicherweise nimmt die Depression im Alter den benignen Alterungsprozess vorweg, weil die organischen Veränderungen auch bei gesunden älteren Menschen beobachtet werden, allerdings in einem geringeren Umfang. Es ist auch nicht auszuschließen, dass den deutlicheren neuropsychologischen und hirnorganischen Befunden älterer depressiver Patienten eine beginnende demenzielle Erkrankung zu Grunde liegt, die zum Zeitpunkt der jeweiligen Untersuchung noch nicht erkannt ist. Es ist jedenfalls eine Tatsache, dass depressive und demenzielle Erkrankungen im Alter häufig gemeinsam auftreten. Kral (1982) verfolgte die Krankheitsentwicklung von 22 älteren depressiven Patienten im Rahmen einer

38

Längsschnittstudie. Nur zwei dieser Patienten entwickelten in einem Beobachtungszeitraum von vier bis 18 Jahren keine hirnorganisch bedingte Demenz. Auch neuere Studien gehen von einem erhöhten Risiko depressiver Patienten an einer Demenz zu erkranken aus (Geerlings et al., 2000). Da das Erkennen einer Demenz in frühen Stadien nicht sicher möglich ist, kann nicht ausgeschlossen werden, dass einige der berichteten neuropsychologischen Defizite älterer depressiver Patienten nicht allein auf die Depression, sondern auf eine beginnende, noch unerkannte Demenz zurückgehen. Für diese Interpretation spricht auch eine Studie von Cho und Mitarbeitern (2002). Um der Frage nachzugehen, ob ältere depressive Patienten mit neuropsychologischen Auffälligkeiten pathophysiologische Gemeinsamkeiten mit Demenz-Patienten teilen, haben die Autoren die Hirndurchblutung mittels Single-Photonen-Emissions-Computertomographie (SPECT) gemessen. Verglichen wurden ältere depressive Patienten ohne nennenswerte kognitive Auffälligkeiten, ältere depressive Patienten mit deutlichen kognitiven Auffälligkeiten, Patienten mit einer senilen Demenz vom Alzheimer-Typ sowie ältere gesunde Kontrollprobanden. Es zeigte sich, dass das Profil der Hirndurchblutung der depressiven Patienten mit kognitiven Auffälligkeiten, mit einer insbesondere parietal verminderten Durchblutung, eher dem Profil der Demenz-Patienten als dem der depressiven Patienten ohne kognitive Auffälligkeiten glich.

Ältere depressive Patienten tragen ein erhöhtes Demenzrisiko

Psychologische Faktoren: Motivation und Verarbeitung von Misserfolg

Depressive Patienten klagen in der Regel über Antriebslosigkeit. Diese Antriebslosigkeit ist auch sichtbar: Die Patienten ziehen sich häufig zurück, wirken müde und können manchmal stundenlang auf einem Fleck sitzen, ohne etwas zu tun. Bei Gesprächen sind die Patienten manchmal wie abwesend und zeigen wenig Interesse am Gesprächsthema. Die Patienten wirken unmotiviert. Dieser Motivationsverlust steht im Zentrum der berühmten Theorie der gelernten Hilflosigkeit von Seligman (Seligman, 1974; Abramson, Seligman & Teasdale, 1978). Nach Seligman führt die Erfahrung einer belastenden Situation, die als unkontrollierbar erlebt wird, zu einem depressiven Verhaltensmuster mit Motivations- und Selbstwertverlust. Dieses Verhaltensmuster ist stabil und tritt auch in Situationen auf, die theoretisch kontrollierbar wären. Auf Basis dieser Beobachtungen und Theorie liegt die Vermutung nahe, dass die neuropsychologischen Beeinträchtigungen depressiver Patienten auf eine verminderte Motivation der Patienten für die Aufgabenlösung zurückgehen. Entgegen dieser Vermutung machen Kliniker mit depressiven Patienten eher andere Erfahrungen: Die Patienten setzen sich stark unter Druck und möchten ihren eigenen Erwartungen sowie den Erwartungen des Untersuchers gerecht werden.

Dieser klinische Eindruck, der gegen eine verminderte Motivation depressiver Patienten in neuropsychologischen Testsituationen spricht, wird durch wissenschaftliche Untersuchungen bestätigt. In einer Untersuchung von Richards und Ruff (1989) wurde depressiven und gesunden Probanden für eine gute Testleistung in den Bereichen verbales und nonverbales Gedächtnis sowie Zahlen- und Blockmerkspanne 10 Dollar in Aussicht gestellt. Den Erfolg dieser Motivierung kontrollierten sie mit einer Sortieraufgabe, die als sensitiv für Motivationseinflüsse gilt. Zunächst stellten sie in beiden Untersuchungsgruppen eine vergleichbare Leistungssteigerung in der Sortierleistung durch die Motivationshilfe fest. Die Merkspannen und die Gedächtnisleistungen aber konnten durch die Motivationsinduktion nicht gesteigert werden, weder bei den gesunden Probanden noch bei den Patienten. Diese Untersuchung zeigt somit, dass nur einige Teilleistungen depressiver Patienten in einem mit gesunden Personen vergleichbaren Ausmaß durch externe Motivation gesteigert werden können (Sortieraufgabe). Eine gegenüber gesunden Personen verringerte Motivation stellt nach diesen Ergebnissen keine plausible Erklärung für die beschriebenen Defizite dar.

Gibt es andere psychologische Prozesse bei depressiven Patienten, welche die Leistungsfähigkeit in Testsituationen verringern? Wie oben bereits erwähnt, ist in Testsituationen häufig zu beobachten, dass sich depressive Patienten verstärkt unter Druck setzen. Damit einhergehen in der Regel selbstabwertende und misserfolgszentrierten Gedanken. Beschrieben und theoretisch aufgearbeitet wurde dieser Mechanismus von Kuhl (1983). Im Mittelpunkt seines Depressionsmodells der funktionalen Hilflosigkeit, welches auf Seligmans Modell fußt, steht das Konstrukt der Lageorientierung. Damit gemeint ist ein kognitiver Stil, den Personen mit Anfälligkeit für Depression nach negativen Erlebnissen, wie etwa Misserfolg, entwickeln. In Testsituationen richten lageorientierte Personen ihre Konzentration typischerweise auf die Vermeidung eines Misserfolges, womit ihnen weniger kognitive Ressourcen für die eigentliche Aufgabenlösung zur Verfügung stehen. Kammer et al. (1988) bestätigten bei depressiven Patienten das verstärkte Auftreten lageorientierter Gedanken und Emotionen bei Misserfolg.

Eine verringerte Motivation erklärt die Defizite nicht, eher werden die Patienten durch selbstabwertende Gedanken abgelenkt

Die neuropsychologischen Implikationen von Kuhls Modell werden durch die Ergebnisse der Untersuchungen von Beats et al. (1996) sowie von Elliott et al. (1996) gestützt. In beiden Untersuchungen konnte im Rahmen einer Planungsaufgabe gezeigt werden, dass die Leistung depressiver Patienten durch die vorausgegangene Erfahrung von Misserfolg stärker beeinträchtigt wurde als die Leistung gesunder Kontrollpersonen. Insbesondere die Genauigkeit der Aufgabenbearbeitung scheint negativ beeinflusst zu werden. Dabei scheint es gar nicht notwendig zu sein, den Misserfolg explizit rück zu melden, weil depressive Patienten von sich aus annehmen, falsch zu reagieren.

40

Medikation und EKT

Depressive Patienten werden häufig mit antidepressiv wirksamen Medikamenten behandelt. Da diese Medikamente die zentralen Transmittersysteme beeinflussen, die ebenfalls für kognitive Leistungen von Bedeutung sind, wird die kognitive Leistungsfähigkeit von diesen Medikamenten beeinflusst. Die Wirkmechanismen von Antidepressiva hängen von der Substanzgruppe ab. Die wegen ihrer charakteristischen chemischen Struktur so genannten trizyklischen Antidepressiva (TZA) unterdrücken den für kognitive Leistungen zentralen Neurotransmitter Acetylcholin. Sie können deshalb insbesondere bei älteren depressiven Patienten zu schweren kognitiven Nebenwirkungen bis hin zum lebensbedrohlichen Delir führen. Demgegenüber entwickeln Selektive Serotonin-Rückaufnahmeinhibitoren (SSRI) keine oder nur sehr geringe anticholinerge Effekte. Die meisten wissenschaftlichen Untersuchungen liegen zu diesen beiden Substanzgruppen vor. Bondareff und Mitarbeiter (Bondareff et al., 2000) untersuchten Sertraline (SSRI) und Nortriptyline (TZA) hinsichtlich Wirksamkeit und Beeinflussung kognitiver Leistungen bei älteren depressiven Patienten. Über eine 12-wöchige Behandlungsphase verbesserte sich die Stimmung beider Behandlungsgruppen deutlich. Hinsichtlich kognitiver Leistungen zeigte sich eine Verbesserung bei Patienten, welche mit dem SSRI behandelt wurden, während die mit Nortriptyline behandelten Patienten einen Leistungsrückgang aufwiesen. Nicht alle Studien jedoch dokumentieren eine Leistungsrückgang in neuropsychologischen Tests unter trizyklischer Medikation (Fudge, Perry, Garvey & Kelly, 1990) und manche nur für bestimmte Funktionsbereiche, wie z. B. Gedächtnis (Spring, Gelenberg, Garvin & Thompson, 1992). Zum Teil werden bei jüngeren Patienten auch Leistungssteigerungen gefunden (Staton, Wilson & Brumback, 1981). Klar ist jedoch, dass SSRIs einen positiveren Effekt auf kognitive Leistungen entwickeln als TZAs (Peretti, Judge & Hindmarch, 2000), wobei es nach Absetzen von SSRIs zu einer Leistungsverschlechterung kommen kann (Hindmarch, Kimber & Cockle, 2000).

SSRIs haben einen positiveren Effekt auf neuropsychologische Leistungen als trizyklische Antidepressiva

Führen Psychotherapie und antidepressive Medikation nicht zum gewünschten Behandlungserfolg kann die Elektrokonvulsive Therapie (EKT) eine Behandlungsalternative darstellen. Dabei kann es kurzfristig zu erheblichen neuropsychologischen Defiziten, insbesondere Gedächtnisstörungen, kommen. Peretti et al. (1996) fanden eine Woche nach einer EKT-Behandlung Defizite im autobiografischen Gedächtnis, 10 Wochen nach der EKT-Behandlung fanden Abas et al. (Abas, Sahakian & Levy, 1990) keinen negativen Einfluss auf kognitive Leistungen. In einer Metaanalyse zeigte sich, dass mit EKT behandelte Patienten stärkere neuropsychologische Defizite aufweisen als Patienten ohne eine solche Behandlung (Christensen et al., 1997). Dieses Ergebnis ist jedoch nicht unbedingt auf langfristige Auswirkungen der EKT-Behandlung zurückzuführen. Es ist wahrscheinlicher, dass Patienten, die eine Indikation zur EKT aufweisen,

Bei EKT kommt es zu kurzfristigen Gedächtnisdefiziten, wahrscheinlich aber nicht zu langfristigen Funktionseinbußen

41

einen besonders schweren Subtyp einer Depression aufweisen, der von deutlicheren kognitiven Defiziten begleitet wird.

Somit ist festzuhalten:

– SSRIs führen eher zu Verbesserungen kognitiver Leistungen im Zusammenhang mit einem allgemeinen Abklingen der depressiven Symptomatik.
– TZAs führen eher zu einem kognitiven Leistungsrückgang, zumindest bei älteren Patienten und besonders bei Gedächtnisfunktionen
– Wahrscheinlich hängen die Medikamenteneffekte von der Balance zwischen den kognitiven Nebenwirkungen und der antriebs- und stimmungssteigernden Wirkkomponente (mit leistungsfördernden Effekten) ab.
– Bei EKT kommt es zu kurzfristigen kognitiven Leistungseinbußen, insbesondere zu Gedächtnisdefiziten, wahrscheinlich aber nicht zu langfristigen Funktionseinbußen.

Hospitalisierung

Es gibt viele Hinweise dafür, dass stationär behandelte Patienten deutlichere neuropsychologische Beeinträchtigungen zeigen als ambulant behandelte (Christensen et al., 1997) und, dass die Beeinträchtigungen in Abhängigkeit von der Anzahl stationärer Aufnahmen zunehmen (Tham et al., 1997). Wie diese Befunde zu erklären sind, ist noch unklar. Wahrscheinlich ist es aber nicht die Hospitalisierung an sich, die zu einer verminderten kognitiven Leistungsfähigkeit führt, sondern mit der Hospitalisierung assoziierte Faktoren. In Frage kommen dabei insbesondere ein niedriger sozialer Status, eine geringe Selbstständigkeit, eine schwere depressive Erkrankung und umfangreiche komorbide Erkrankungen.

Allgemeine Aufgabeneigenschaften: Zeitbegrenzung und Computerverfahren

In den vorhergehenden Abschnitten sind eine Reihe von Patientenmerkmalen genannt worden, welche sich auf die neuropsychologischen Leistungen auswirken. Ebenso beeinflussen Merkmale der neuropsychologischen Testverfahren die Leistung von Patienten mit affektiven Störungen systematisch.

Depressive Patienten zeigen eher bei Aufgaben mit Zeitbegrenzung Defizite als bei Aufgaben ohne Zeitbegrenzung

Depressive Patienten zeigen eher bei Aufgaben mit Zeitbegrenzung („speed tasks") Defizite als bei Aufgaben ohne Zeitbegrenzung (Christensen et al., 1997). Dieser Befund erstaunt nicht, da depressive Patienten leicht verlangsamt sind (s. Kapitel 4.1.1) und somit bei „speed tasks" einen zusätzlichen Nachteil aufweisen. Zusätzlich kann davon ausgegangen werden, dass Aufgaben mit Zeitlimitierung eine stärkere Stressreaktion, die mit der Aufgabenbearbeitung interferiert, verursachen. Depressive Patienten sind für solche Effekte anfälliger. Eine denkbare Ursache für das stärkere Leistungsdefizit depressiver Patienten bei Aufgaben mit Zeitbegrenzung sind auch die misserfolgszentrierten Gedanken depressiver Patienten. Die Beschäftigung mit diesen Gedanken beansprucht Zeit, die für die Aufgabenbearbeitung dann nicht mehr zur Verfügung steht.

Möglicherweise ist es auch von Bedeutung, ob Tests PC-gestützt oder als Papier-und-Bleistift-Test durchgeführt werden. Denkbar ist, dass sich Vorbehalte gegenüber Computern negativ auf die Testleistung auswirken. Inzwischen liegen zu diesem Thema die ersten Ergebnisse vor. Weber und Mitarbeiter (2001) fanden bei depressiven Patienten, dass eine negative Einstellung gegenüber Computern mit einer erhöhten Nervosität und schlechteren Aufmerksamkeitsleistungen assoziiert ist.

Möglicherweise wirken sich Einstellungen gegenüber Computern auf die Testleistung aus

Diese Ergebnisse zeigen, dass einige Aufgabeneigenschaften einen systematischen Einfluss auf die Testleistung haben und bei der Ergebnisinterpretation berücksichtigt werden müssen.

5 Neuropsychologische Defizite im Verlauf der depressiven Erkrankung

Traditionell wurde die Meinung vertreten, dass sich die neuropsychologischen Defizite depressiver Patienten bei Remission gleichfalls zurückbilden und somit als reiner „State-Marker" aufzufassen sind. Unter differenzialdiagnostischen Gesichtspunkten wurde darin ein Abgrenzungsmerkmal gegenüber demenziellen Erkrankungen gesehen, bei welchen die kognitiven Auffälligkeiten anhalten und sich sogar verstärken. Inzwischen liegen einige neuropsychologische Verlaufsstudien vor, welcher dieser traditionellen Auffassung jedoch z. T. widersprechen.

In diesen Untersuchungen wurden verschiedenen Herangehensweisen gewählt. Einige Studien sind Querschnittsstudien, in denen neuropsychologische Beeinträchtigungen bei Patienten mit remittierter affektiver Störung, so genannten „euthymen Patienten" untersucht werden. Aufwändiger, aber auch aussagekräftiger sind Verlaufsstudien, in welchen Patienten zu unterschiedlichen Zeitpunkten im Verlauf ihrer Erkrankung untersucht werden. In der Regel liegt der erste Untersuchungszeitpunkt im akut depressiven Stadium, während der zweite Untersuchungstermin nach erfolgreichem Abschluss der antidepressiven Therapie erfolgt. Ein anderer Ansatz macht sich die Tatsache zu Nutze, dass die Stimmung vieler depressiver Patienten morgens schlechter als abends ist („Morgentief").

Untersuchung euthymer Patienten

Auch bei
Patienten mit
remittierter
Depression sind
neuropsycholo-
gische Defizite
nachweisbar

Die Untersuchung euthymer Patienten (ohne aktuelle depressive oder manische Symptomatik) zeigt auch in dieser Patientengruppe neuropsychologische Defizite (Ferrier, Stanton, Kelly & Scott, 1999; van Gorp et al., 1998). Bei euthymen Patienten liegt manchmal noch eine residuale Depressivität vor, welche die Ergebnisse negativ beeinflusst (Ferrier et al., 1999). Doch selbst unter Berücksichtigung dieses Faktors werden neuropsychologische Beeinträchtigungen gefunden. Das Profil dieser Beeinträchtigungen ist noch völlig ungeklärt, z.T. werden primär exekutive Dysfunktionen gefunden (Ferrier et al., 1999), z.T. eine Störung von Gedächtnisleistungen (van Gorp et al., 1998). Möglicherweise sind die Defizite umso deutlicher, je länger die depressive Störung zuvor andauerte (van Gorp et al., 1998).

Verlaufsstudien

Ähnlich wie die Querschnittsstudien zeigen auch die Verlaufsstudien, dass die neuropsychologischen Defizite depressiver Patienten nach erfolgreicher Therapie nicht vollständig abklingen. Allerdings scheinen sich die Beeinträchtigungen depressiver Patienten im Behandlungsverlauf zumindest teilweise zu bessern, insbesondere bei jüngeren Patienten (Savard, Rey & Post, 1980). Ähnlich sind die Ergebnisse aus Studien zu bewerten, in welchen akut depressive Patienten mit deutlichen Tagesschwankungen der Stimmung morgens (im „Morgentief") und abends (gebesserte Stimmung) untersucht werden (Moffoot et al., 1994; Porterfield, Cook, Deary & Ebmeier, 1997): Das Leistungsniveau Gesunder wird nicht erreicht, aber es kommt in einigen Bereichen zumindest zu einer Leistungssteigerung. Übereinstimmend zeigen entsprechende Untersuchungen, dass es dabei insbesondere zu einer Verbesserung der „Fluency-Leistungen" kommt (Beblo et al., 1999; de Groot et al., 1996; Porterfield et al., 1997; v. Gorp & Cummings, 1996).

Die neuropsy-
chologischen
Beeinträchtigun-
gen verbessern
sich im Be-
handlungs-
verlauf, klingen
aber nicht
vollständig ab

Was ist nun aus diesen Ergebnissen zu folgern? Offensichtlich bildet sich ein Teil der neuropsychologischen Defizite wie die anderen Symptome depressiver Störungen zurück. Insbesondere kommt es zu einer Verbesserung der Wortflüssigkeitsleistung. Zumindest bei einem Teil der Patienten sind auch im remittierten Krankheitsstadium neuropsychologische Beeinträchtigungen objektivierbar. Ein klares Defizitprofil konnte bei dieser Residualsymptomatik bisher nicht gefunden werden. Ebenso ist noch ungeklärt, warum es zu dieser Residualsymptomatik kommt. Verschiedene Erklärungsmodelle bieten sich an:

1. Depressive Patienten zeigen strukturelle neuroanatomische Auffälligkeiten (vgl. Kapitel 3.4.1), die mit den neuropsychologischen Beeinträch-

tigungen in Verbindung gebracht werden konnten (Shah, Ebmcicr, Glabus & Goodwin, 1998). Möglicherweise wird dadurch auch der oben genannte Befund erklärt, wonach die persistierenden neuropsychologischen Beeinträchtigungen mit der Gesamtdauer der affektiven Störung verknüpft sind. Die anhaltende Stressreaktion bei depressiven Störungen könnte zu strukturellen Schädigungen des Gehirns mit assoziierten neuropsychologischen Beeinträchtigungen führen (Aldenhoff, 1997; Sapolsky, 1996). Umgekehrt ist denkbar, dass depressive Patienten mit hirnorganischen Auffälligkeiten insgesamt eine schlechtere Prognose aufweisen. Die Bedeutung struktureller neuroanatomischer Auffälligkeiten für die Persistenz neuropsychologischer Beeinträchtigungen wird auch im Zusammenhang mit den Befunden zum Einfluss des Lebensalters (s. Kapitel 4.2) deutlich: Ältere depressive Patienten zeigen eher neuroanatomische Auffälligkeiten und bei ihnen ist die Persistenz der neuropsychologischen Defizite auch deutlicher als bei jüngeren Patienten. Auch die bereits diskutierte Möglichkeit einer zum Zeitpunkt der Untersuchung noch nicht sicher diagnostizierbaren Demenz soll in diesem Kontext erwähnt werden.

2. Teilweise werden die persistierenden neuropsychologischen Defizite auch im Rahmen einer allgemeinen residualen Symptomatik oder subklinischen Depression eingeordnet. Demnach klingt eine Depression zumindest bei einigen Patienten auch in scheinbar symptomfreien Phasen nicht vollständig ab.

3. Möglicherweise sind die persistierenden neuropsychologische Defizite auch als Spätfolge der antidepressiven Medikation oder als Nebenwirkung der aktuellen Medikation zu interpretieren.

6 Neuropsychologische Diagnostik bei Depression

Obwohl viele Studien darauf hinweisen, dass depressive Patienten neuropsychologische Defizite und assoziierte biologische Veränderungen aufweisen, stellen neuropsychologische Untersuchungen depressiver Patienten im klinischen Alltag eher die Ausnahme als die Regel da. Ist das Thema „Neuropsychologie der Depression" also ein rein akademisches Thema ohne Bedeutung für Patienten und Therapeuten? An einer Reihe relevanter Fragestellungen, die mit Hilfe neuropsychologischer Untersuchungen zu beantworten sind (s. Tabelle 5), wird die klinische Bedeutung neuropsychologischer Untersuchungen bei depressiven Patienten aufgezeigt.

Tabelle 5:

Mit Hilfe neuropsychologischer Untersuchungen zu beantwortender Fragestellungen

Differenzialdiagnostische Bedeutung
Indikation neuropsychologischer Therapie und Planung beruflicher Rehabilitation und Integration
Wahl der Medikation
Psychotherapeutisches Vorgehen
Therapieverlaufskontrolle und Prädiktorfunktion

6.1   Diagnostisch relevante Fragestellungen

Differenzialdiagnostische Bedeutung

Historisch hat insbesondere die Frage nach der Abgrenzung depressiver Störungen von demenziellen Erkrankungen zu der Auseinandersetzung mit neuropsychologischen Defiziten bei Depression geführt. Die klinischen Erfahrungen zeigten einen breiten Überschneidungsbereich beider Erkrankungen. Aus diesem Grund wurden neuropsychologische Defizite bei Depression auch als „(depressive) Pseudodemenz" bezeichnet. Mit den Arbeiten von Madden und Mitarbeitern (1952) und Kiloh (1961) wurde dieses Konzept auch in die wissenschaftliche Fachliteratur eingeführt. Der Begriff „pseudo" stand für die Annahme, dass sich – im Gegensatz zu „echten" Demenzen – die neuropsychologischen Defizite bei erfolgreich behandelter Depression zurückbilden, und dass kein primärer neuropathologischer Prozess vorliegt. Was die Rückbildung neuropsychologischer Defizite im Behandlungsverlauf angeht, zeigen die oben zitierten neueren Forschungsergebnisse (vgl. Kapitel 4) allerdings keine vollständige Remission bei allen Patienten. Auch die zweite Annahme, die auf die Abwesenheit neuropathologischer Prozesse abzielt, ist im Licht neuerer Forschungsergebnis nicht zu halten: Wie die oben (vgl. Kapitel 3) angeführten Arbeiten übereinstimmend belegen, liegen bei depressiven Störungen neuroanatomische und neurophysiologische Auffälligkeiten vor. Die neuropsychologischen Beeinträchtigungen depressiver Patienten können also von Dauer sein, sie haben organische Korrelate, und sie sind natürlich „real" und nicht „pseudo"; der Begriff „Pseudodemenz" wird aus diesen Gründen heute im Allgemeinen nicht mehr verwendet.

Unabhängig von der Begrifflichkeit und der veränderten Sichtweise auf neuropsychologische Beeinträchtigungen depressiver Patienten, stellt sich im klinischen Alltag oftmals die Frage, ob die kognitiven Auffälligkeiten älterer depressiver Patienten im Kontext der depressiven Störung zu inter-

46

pretieren sind oder als erste Symptome einer sich parallel entwickelnden demenziellen Erkrankung bewertet werden müssen.

In der Literatur beschäftigen sich viele Originalarbeiten und Übersichten mit der Differenzierung depressiver und demenzieller Erkrankungen auf Basis neuropsychologischer Befunde. Bei Sichtung dieser Arbeiten wird deutlich, dass es einen breiten Überschneidungsbereich beider Erkrankungen gibt, aber auch Unterschiede bezüglich des neuropsychologischen Defizitprofils, der Stärke und des Verlaufs der Defizite und Erkrankung, sowie in Bezug auf das Patientenverhalten. Werden diese Bereiche zusammen berücksichtigt, lassen sich aus neuropsychologischen Untersuchungen Hinweise auf die Ursache der Defizite ableiten. Zusammen mit anderen, medizinischen Untersuchungen (z. B. neuroradiologischer Diagnostik) stellen die neuropsychologischen Untersuchungen einen wichtigen Baustein der Erkennung demenzieller Prozesse dar. Es ist nicht Thema dieses Buches differenziert auf die neuropsychologischen Profile demenzieller Erkrankungen einzugehen, dennoch sollen an dieser Stelle in verkürzter Form einige Abgrenzungsmerkmale depressiver Störungen gegenüber dem häufigsten Demenztyp, der Senilen Demenz vom Alzheimertyp (SDAT), genannt werden (zum Überblick s. auch Jahn, 2003).

Es gibt viele Überschneidungen zwischen Depression und Demenz, aber auch Unterschiede hinsichtlich des Defizitprofils, Stärke und Verlauf der Defizite sowie des Patientenverhaltens

Defizitprofil: In Kapitel 4 ist bereits ausgeführt worden, dass depressive Patienten eine große Breite neuropsychologischer Beeinträchtigungen in Abhängigkeit vom Depressionstyp und weiteren Einflussfaktoren zeigen. Demgegenüber ist das Kardinalsymptom der SDAT die Gedächtnisstörung. Weiterhin scheint es bei beiden Erkrankungen zu unterschiedlichen Fehlertypen zu kommen. SDAT-PatientInnen zeigen im Gegensatz zu depressiven Patienten bei der Wiedergabe von vorher gelernten Begriffen häufig „Intrusionsfehler" (Nennen von Wörtern, die in einer zu lernenden Wortliste nicht vorkamen) und einer, im Vergleich zu depressiven Patienten, deutlich verminderten Wiedererkennungsleistung (Massman et al., 1992; Wells, 1979). Dabei neigen SDAT-Patienten nach Wells (1979) zum Raten und zeigen Perseverationsfehler (eine bestimmte Antwort, z. B. „ja, das Wort kam in der Liste vor", wird mehrfach falsch hintereinander genannt). Patienten mit Depression produzieren eher Auslassungen oder zeigen unentschlossenes Antwortverhalten.

Wie unter 4.2 berichtet, zeigen depressive Patienten vor allem Defizite in Aufgaben mit Zeitlimit (Christensen et al., 1997). Demgegenüber zeigen SDAT-Patienten auch Defizite in Verfahren ohne Zeitlimit. Manche neuropsychologische Auffälligkeiten, wie z. B. Sprachstörungen (Aphasien), treten bei SDAT, in der Regel aber nicht bei depressiven Patienten auf. Diese zeigen eher Veränderungen des Sprechens, was sich in einer Sprachverlangsamung oder einer sehr leisen Aussprache äußern kann; um eigentliche Sprachstörungen handelt es sich dabei nicht. Ebenso zeigen einige SDAT-Patienten Störungen von Bewegungsfolgen (Apraxien) oder ernsthafte Schwierigkeiten beim Zeichnen oder Abzeichnen (konstruktive Apraxie), während depressive Patienten möglicherweise ungenau zeichnen, die räumlichen Relationen der Figur aber erhalten bleiben (Überblick in Steinwachs, 1992). In einer Untersuchung von Schröder und Mitarbeitern (1990) ließen sich depressive Patienten beim Uhrzeichnen anhand der gefundenen Fehlerkategorien von SDAT-Patienten unterscheiden, wobei verschiedene Fehlermerkmale nur bei den SDAT-Patienten auftraten (Vermischung von römischen mit arabischen Zahlen und Zahlen von 1 bis 12 mit 12 bis 24, Vermischung von Stunden und Minutenzahlen, gestörtes Raumbild, falsche Zahlenreihenfolge, Unfähigkeit, Zahlen zu schreiben, nur ein Zeiger). Auch Orientierungsstörungen treten primär bei SDAT auf (Jones, Tranel, Benton & Paulsen, 1992). In Tabelle 6 sind die Unterschiede im neuropsychologischen Profil bei Depression und SDAT dargestellt.

Defizitstärke: In der Regel wird davon ausgegangen, dass SDAT-Patienten deutlichere neuropsychologische Defizite zeigen als Patienten mit Depression. Reischies und Grüneberg (1993) vertreten die Ansicht, dass von

Tabelle 6:
Unterschiede im neuropsychologischen Profil bei Depression und seniler Demenz vom Alzheimertyp

	Depression	**Alzheimer Demenz**
Allgemeines Profil	Keine eindeutig herausstechende Defizite, am ehesten Flexibilität	Primär Gedächtnisstörungen
	Defizite eher bei Aufgaben mit Zeitlimit	Defizite auch bei „Speedunabhängigen" Aufgaben
	Defizite eher bei neutralem oder positivem Material	Defizite treten materialunspezifisch auf
	verstärkte Defizite nach Misserfolg	Defizite unabhängig von Misserfolg
Neugedächtnis	Besserer Erhalt der Wiedererkennungsleistung	Wiedererkennen ist deutlich gestört
	Auslassungsfehler	Intrusionen, Zufallsfehler, Rateverhalten
Zeichnen	Eher ungenaues Arbeiten	Konstruktiv apraktische Fehler
Orientierung	Orientierung ist weitgehend intakt	Orientierungsstörungen
Sprache	Verlangsamung, Hypophonie	aphasische Symptome
Räumlich-konstruktive Leistungen, Praxie	Eher ungenaues Arbeiten, Nachlässigkeiten	apraktische Symptome

48

einer hirnorganischen Schädigung im Rahmen einer Demenz ausgegangen werden kann, „wenn die Störung einen derartigen Schweregrad erreicht hat, dass die Schwelle zu neuropsychologischen Syndromen überschritten wird" (S. 277). Christensen und Mitarbeiter (1997) errechneten in ihrer Metaanalyse eine um –0,63 Standardabweichungen reduzierte Leistung depressiver Patienten im Vergleich zu Gesunden, während die Leistung von Alzheimerpatienten noch um durchschnittlich –1,21 Standardabweichungen darunter liegt. Solche Aussagen und Zahlen hängen natürlich davon ab, in welchem Krankheitsstadium Patienten mit Demenz untersucht werden: Je fortgeschrittener die Demenz, desto stärker sind die neuropsychologischen Defizite, und desto leichter lässt sich die SDAT von einer Depression abgrenzen. Wirklich schwierige diagnostische Einordnungen ergeben sich eher bei Patienten mit beginnender SDAT, bei welchen die Defizite kaum stärker sind als bei depressiven Patienten.

Defizitverlauf: Um den Defizitverlauf beurteilen zu können, sind ausführliche anamnestische und fremdanamnestische Befragungen sowie Verlaufsuntersuchungen unerlässlich. Damit lässt sich in der Regel beurteilen, ob es zu einem für SDAT typischen schleichenden Einsetzen neuropsychologischer Defizite gekommen ist, die progredient zunehmen. Häufig aber sind anamnestische und fremdanamnestische Angaben ungenau, ein schleichender Beginn wird oft nicht bemerkt oder berichtet. Stattdessen ist es oft eine Art „Schlüsselerlebnis", welches die Defizite zum ersten Mal bewusst macht, z. B., dass vergessen wurde, wo das Auto geparkt ist. Dieses Erlebnis kann die Konsequenz haben, dass Patienten und ihre Angehörigen von einem plötzlichen Einsetzen der Beeinträchtigungen berichten. In solchen Fällen ist es wichtig, genau nachzufragen, ob es vorher wirklich keine Anzeichen eines kognitiven Abbaus gegeben hat. In der Regel ist es notwendig den potenziellen Abbauprozess mittels einer neuropsychologischen Verlaufskontrolle zusätzlich zu objektivieren.

Bei depressiven Störungen sind die neuropsychologischen Beeinträchtigungen teilweise an den Verlauf der depressiven Störung gebunden. Dennoch ist auch bei Patienten mit remittierter Depression mit leichten Defiziten zu rechnen (vgl. Kapitel 4). Zumindest aber kann von einer partiellen Assoziation der Defizite mit dem Verlauf der depressiven Episode ausgegangen werden, während Beeinträchtigungen, die mit einer Demenz in Verbindung stehen, sich stimmungsunabhängig verschlimmern.

Bei Depression sind die Defizite mit dem Krankheitsverlauf assoziiert, während sich die Beeinträchtigungen einer Demenz stimmungsunabhängig verschlimmern

Verhaltensbeobachtung und Stimmung: Es ist schon seit langem bekannt, dass sich nicht nur die Testleistungen von Patienten mit Depression und SDAT unterscheiden, sondern auch der Stil anamnestischer Angaben und das Untersuchungsverhalten (Wells, 1979). Depressive Patienten stellen ihre kognitiven Defizite übertrieben dar, wogegen SDAT-Patienten ein vermindertes Defizitbewusstsein zeigen und ihre Beeinträchtigungen – wenn überhaupt – sehr ungenau beschreiben. Während bei depressiven Patien-

Depressive Patienten stellen ihre Defizite übertrieben dar, wogegen SDAT-Patienten ein vermindertes Defizitbewusstsein zeigen

49

Tabelle 7:
Weitere neuropsychologisch relevante Merkmale zur Unterscheidung von Depression und seniler Demenz vom Alzheimertyp

	Depression	Alzheimer Demenz
Defizitstärke	Eher geringgradig	Eher deutlich
Defizitverlauf	Abhängig von depressiven Episoden	Schleichende Verschlechterung
Verhaltensbeobachtung – Darstellung der Defizite	klar	ungenau und vermindertes Defizitbewusstsein
– Stimmung	eher konstant schlecht	eher labil

ten die Stimmung konstant schlecht ist, sind SDAT-Patienten emotional eher labil.

Diese weiteren neuropsychologisch relevanten Unterscheidungsmerkmale zwischen Depression und SDAT sind in Tabelle 7 dargestellt.

Indikation neuropsychologischer Therapie und Planung beruflicher Rehabilitation und Integration

Obwohl sich neuropsychologische Beeinträchtigungen im Behandlungsverlauf häufig zurückbilden, zeigen einige Patienten auch bei weitgehend remittierter Depression noch Defizite, unter denen sie leiden. Diese Symptomatik bedarf grundsätzlich einer Behandlung, ebenso wie andere Symptome auch.

Neuropsychologische Beeinträchtigungen erschweren zusätzlich berufliche und soziale Aktivitäten

Andauernde neuropsychologische Beeinträchtigungen erschweren zwangsläufig berufliche und soziale Aktivitäten, was bei Depression besonders kritisch ist, da betroffene Patienten ohnehin zum sozialen Rückzug neigen. Werden Patienten wegen der depressiven Störung stationär behandelt, können die neuropsychologischen Symptome auch die anschließende berufliche und soziale Wiedereingliederung erschweren. Um diesen Konsequenzen entgegen zu steuern, ist eine diagnostische Abklärung und ggf. neuropsychologische Therapie für die Patienten wichtig.

Wahl der Medikation

Wie oben bereits angesprochen, unterscheiden sich Antidepressiva nicht nur hinsichtlich ihrer antidepressiven Wirkkomponente, sondern auch in ihrem kognitiven Nebenwirkungsprofil. Während Trizyklika das kognitive Leistungsvermögen eher herabsetzen, erzielen mit Selektiven Wiederaufnahmehemmern (SSRI) behandelte Patienten nach der pharmakologischen

Behandlung häufig bessere Ergebnisse in neuropsychologischen Testverfahren. Bei Patienten, die ohnehin unter kognitiven Einbußen leiden, sollten trizyklische Medikamente deshalb zurückhaltender eingesetzt werden. Insofern liefert die neuropsychologische Untersuchung eine wichtige Entscheidungsgrundlage für die optimale Medikation.

Bei neuropsychologisch beeinträchtigten Patienten sollten trizyklische Medikamente zurückhaltender eingesetzt werden

Psychotherapeutisches Vorgehen

Psychotherapeutische Verfahren weisen in der Regel kognitive Mindestanforderungen auf. Neben der allgemeinen Intelligenz sind ausreichende Planungs-, Gedächtnis- und Aufmerksamkeitsleistungen Voraussetzung für eine erfolgreiche Therapie. Beispielsweise wäre ein Selbstmanagementansatz bei schweren Planungseinbußen wenig erfolgversprechend. Neuropsychologische Untersuchungen können somit zur Auswahl geeigneter psychotherapeutischer Maßnahmen beitragen.

Therapieverlaufskontrolle und Prädiktorfunktion

Da insbesondere Fluency-Leistungen an den Verlauf einer depressiven Episode gebunden sind, können sie bei Patienten mit entsprechenden Einbußen als Indikator des Remissionsverlaufes mit eingesetzt werden.

Allgemein scheint dem Vorliegen neuropsychologischer Beeinträchtigungen bei psychischen Störungen eine prädiktive Bedeutung zuzukommen. Je geringer die Defizite desto besser ist die Prognose (Keefe, 1995).

6.2   Diagnostisches Vorgehen

Nachdem im letzten Abschnitt auf die möglichen Einsatzbereiche neuropsychologischer Diagnostik bei depressiven Störungen eingegangen wurde, soll an dieser Stelle das konkrete diagnostische Vorgehen des Klinikers besprochen werden. Dieses hängt natürlich von den Eigenheiten des Patienten (z. B. kognitives Niveau, Schweregrad der depressiven Störung, Belastbarkeit), aber auch ganz zentral von der zu Grunde liegenden Fragestellung ab. Während z. B. eine differenzialdiagnostische Stellungnahme häufig eine sehr weitreichende neuropsychologische Untersuchung erfordert, können für eine Therapieverlaufskontrolle auch wenige Parameter herausgegriffen werden. Obwohl es somit ein allgemeingültiges diagnostisches Vorgehen nicht geben kann, sollen an dieser Stelle einige Richtlinien für eine Untersuchung zusammengetragen werden.

Ein allgemeingültiges diagnostisches Vorgehen gibt es nicht

Bei neuropsychologischer Diagnostik wird häufig zunächst an Testdiagnostik gedacht. Sicher sind Tests ein wichtiges Werkzeug für die Ermittlung neuropsychologischer Defizite, aber die Erhebung einer Anamnese und ggf. Fremdanamnese sowie eine gründliche Verhaltensbeobachtung tragen

Neben Test-
diagnostik sind
Verhaltens-
beobachtung,
Anamnese, ggf.
Fremdanam-
nese und die
Berücksichti-
gung weiterer
Untersuchungs-
ergebnisse
zentral

ebenso zu einem neuropsychologischen Befund bei. Außerdem sollten wichtige medizinische Fakten und Untersuchungsergebnisse (z. B. Medikation, neuroradiologischer Befund) berücksichtigt werden.

Tabelle 8:

Auswahl wichtiger anamnestischer Fragen

Allgemeine Angaben	
– Name – Geburtsdatum	– Adresse

Im Alltag erlebte Neuropsychologische Defizite	
– Gedächtnis – Tagesplanung – räumliche Orientierung und Vorstellung – Rechnen	– Aufmerksamkeit – Denkvorgänge – Sprachauffälligkeiten (auch Lesen, Schreiben) – Motorik

Defizitverlauf	
– erstmaliges Auftreten – Gab es Auslöser?	– plötzliches Eintreten oder allmählich? – Progredienz

Wahrnehmung	
– Sehen (Brille dabei?)	– Hören (Hörgerät dabei?)

Psychisches Befinden und Vorgeschichte	
– Psychiatrische Diagnose – Ängste – Essverhalten – psychiatrische Vorgeschichte – Psychiatrische Familiengeschichte	– Stimmung – Alkohol und Drogenkonsum – Wahn, Halluzinationen – Psychotherapie

Neurologische und internistische Erkrankungen und Vorerkrankungen	
– Gab es jemals eine Hirnschädigung? – Neurologische Symptome? – Herzerkrankungen – Unfälle – Zeiten im Koma	– ZNS-Erkrankungen – Diabetes mellitus – Schilddrüsenerkrankung – Operationen – Krankenhausaufenthalte

Berufliche und soziale Situation	
– Schulbildung – aktueller Beruf – Familiäre Situation und Probleme – Hobbies	– Berufsausbildung – Wohnsituation – Freundeskreis, soziale Einbettung

Medikamente, EKT
Händigkeit
Muttersprache

52

6.2.1 Anamnese und Fremdanamnese

In der neuropsychologischen Anamneseerhebung wird der Patient nach bestehenden kognitiven Problemen, wie z. B. Gedächtnisproblemen gefragt. Darüber hinaus sind auch psychiatrische (z. B. aktuelle Stimmung, Alkoholkonsum) und verhaltensbezogene Informationen (Gibt es Probleme mit der Alltagsbewältigung?) relevant. Es kann wichtig sein, sich neben dem aktuellen Status auch die Entwicklung der Beeinträchtigungen berichten zu lassen. Wichtig ist natürlich auch die genaue psychiatrische Diagnose einschließlich komorbider psychiatrischer aber auch neurologischer oder internistischer Erkrankungen, die ebenfalls eine potenzielle Ursache für neuropsychologische Beeinträchtigungen darstellen können. Da, wie oben bereits für Antidepressiva ausgeführt, Medikamente das kognitive Leistungsvermögen beeinflussen, ist die Dokumentation der Medikation essenziell. Weiterhin sollte ausreichendes Seh- und Hörvermögen für die Untersuchung sichergestellt werden. Damit die Ergebnisse der neuropsychologischen Untersuchung richtig bewertet werden können, ist eine grobe Einschätzung des prämorbiden Leistungsniveaus – und eventuell sogar Leistungsprofils – unerlässlich. Fragen nach Schulbildung, Stärken und Schwächen in Schulfächern, Berufsausbildung und Beruf tragen dazu bei. Schließlich können auch aus der sozialen Situation des Patienten Rückschlüsse gezogen werden. Fragen nach der Freizeitgestaltung, Wohnsituation, sozialem Netz und familiärer Situation gehören somit in die anamnestische Erhebung. Nicht fehlen sollte wegen der hemisphärenspezifischen Lokalisation kognitiver Funktionen die Frage (oder Fragebogengestützte Erhebung) der Händigkeit. In Tabelle 8 sind die wichtigsten Bereiche für eine anamnestische Erhebung zusammenfassend dargestellt.

Da Selbstwahrnehmung und Fremdwahrnehmung bei Patienten häufig weit auseinander klaffen, kann eine fremdanamnestische Befragung, z. B. der Partnerin oder des Sohnes des Patienten, zusätzlich wichtige Informationen liefern.

Selbstwahrnehmung und Fremdwahrnehmung klaffen häufig auseinander

6.2.2 Nutzen weiterer Informationsquellen

Möglicherweise können die Patienten nicht alle relevanten Informationen nennen. Viele Patienten kennen beispielsweise ihre genaue Diagnose nicht oder können über die einzunehmenden Medikamente keine genauen Angaben machen. In diesem Fall muss der behandelnde Arzt befragt werden. Hilfreich sind oftmals auch Arztbriefe und insbesondere Berichte über frühere neuropsychologische Untersuchungen. Wenn vorhanden, sollten auch die neurologischen und psychiatrischen Befunde sowie Befunde struktureller und funktioneller Bildgebung des Gehirns berücksichtigt und in die abschließende Interpretation eingebunden werden.

6.2.3 Verhaltensbeobachtung

Die Beobachtung des Patientenverhaltens ist eine weitere wichtige Informationsquelle für den Kliniker. Dabei kann es sich um Beobachtungen in der Testsituation aber auch, bei stationären Patienten, auf der Station handeln. In der Testsituation ist eine Einschätzung der Motivation Voraussetzung für die Interpretation der Resultate. Bestimmte Verhaltensauffälligkeiten, wie etwa enthemmte Handlungen, tragen wesentlich zum Befund bei und können die Durchführung bestimmter Verfahren zusätzlich motivieren. Bei neuropsychologischen Tests liefert die Beobachtung bestimmter Fehlertypen und die Art und Weise, wie eine Aufgabe bearbeitet wird (z. B. konzentriert?, schnell?, systematisch?), wesentliche Informationen über Beeinträchtigungen des mit dem Test primär erfassten Konstruktes als auch über assoziierte Funktionen, wie etwa Aufmerksamkeit. Hinweise auf sprachliche Beeinträchtigungen, wie Wortfindungsstörungen oder Paraphasien, lassen sich aus den Äußerungen des Patienten ableiten. Die Beobachtung im Alltagsleben bzw. Stationsalltag bietet weitere Informationen über Sozialverhalten, Orientierung, Praxie oder Intelligenz. In Tabelle 9 sind einige wichtige über eine Verhaltensbeobachtung zu erfassende Bereiche zusammengestellt.

Tabelle 9:
Auswahl an Faktoren, die bei der Verhaltensbeobachtung zu beachten sind

– Orientierung	– Motivation, Antrieb
– Stimmung	– Emotionale Schwingungsfähigkeit
– allgemeines Auftreten, Verhalten	– Enthemmung
– Gehemmtheit	– Kooperationsbereitschaft
– Gibt es Hinweise für Simulation?	– Aggravation
– Bearbeitungsgeschwindigkeit	– Konzentration
– Belastbarkeit	– Wie gut strukturiert erfolgen die anamn. Angaben?
– Sprachliche Auffälligkeiten	
– Flexibilität des Denkens	– Kohärenz des Denkens
– Instruktionsverständnis	– gelockerte Assoziationen?
– Motorische Auffälligkeiten	– Fehler bei Aufgabenbearbeitung

6.2.4 Neuropsychologische Testuntersuchung

Kernstück neuropsychologischer Untersuchungen sind konkrete Aufgaben bzw. Testverfahren, die den Patienten bestimmte Leistungen abverlangen. Existieren Normwerte, kann die Testleistung objektiviert werden. Außerdem können bereits geringgradige Fehlleistungen wahrgenommen werden. Da die meisten neuropsychologischen Verfahren Angaben zur Reliabilität und Validität vorlegen, ist die Güte der Untersuchung einschätzbar. Neben Testverfahren können auch Fragebögen eingesetzt werden, mit welchen die subjektiven Beschwerden der Patienten systematischer als in der Anamneseerhebung abgefragt werden

Die Entscheidung darüber, welche neuropsychologischen Bereiche mit welchen Tests bei einem depressiven Patienten untersucht werden müssen, hängt, wie bereits erwähnt, von der genauen Fragestellung der Untersuchung und den Eigenheiten des zu untersuchenden Patienten ab. Unabhängig davon sollen im Folgenden einige für die Untersuchung depressiver Patienten geeignete Tests, Fragebögen und Interviews genannt werden (vgl. auch Tabelle 9). Die Aufzählung geeigneter Verfahren kann allerdings schon allein aus Platzgründen nicht vollständig sein. Somit sind die genannten Verfahren eher als mögliche Testverfahren zu sehen. Die Auswahl richtet sich nach der Verfügbarkeit von Normwerten, der Beurteilung von Reliabilität und Validität in den entsprechenden Testmanualen und den Empfehlungen neuropsychologischer Lehrbücher (Lezak, 1995; Spreen & Strauss, 1998; Sturm, Herrmann & Wallesch, 2000), der praktischen Durchführbarkeit bei depressiven Patienten sowie einer angemessenen Aufgabenschwierigkeit (Vermeidung von Boden- und Deckeneffekten). Ebenso werden in der Auswahl die Empfehlungen des Arbeitskreises „Neuropsychologie in der Psychiatrie" der Gesellschaft für Neuropsychologie (GNP) berücksichtigt (zu erreichen über die GNP-Homepage: www.gnp.de). Außerdem konzentriert sich die Auswahl auf die neuropsychologischen Bereiche, in denen Leistungsdefizite depressiver Patienten nachgewiesen sind.

Die Auswahl neuropsychologischer Tests hängt von der Fragestellung und den Eigenheiten des zu untersuchenden Patienten ab

Bei der Interpretation von Testbefunden muss beachtet werden, dass immer eine Reihe verschiedener kognitiver Funktionen an einer bestimmten Testleistung beteiligt sind. Ein unterdurchschnittliches Ergebnis in einer verbalen Lernaufgabe kann auf ein beeinträchtigtes Gedächtnis hinweisen, lässt sich u.U. aber auch durch Aufmerksamkeitsdefizite oder durch eine schlechte Lernstrategie erklären. Insofern müssen Testergebnisse in der Regel mit Informationen aus anderen Testverfahren und Quellen bestätigt werden, bevor der Schluss auf eine gestörte Funktion gezogen werden kann.

Aufmerksamkeit, Kurzzeit- und Arbeitsgedächtnis: Eine recht umfassende Untersuchung von Aufmerksamkeitsfunktionen erlaubt die computergestützte Testbatterie zur Aufmerksamkeitsprüfung (TAP) von Zimmermann und Fimm (1992). Ein wichtiger Vorteil dieses Verfahrens besteht in der Möglichkeit einer hierarchisch abgestuften Untersuchung. Dabei sollte zunächst die einfache Reaktionszeit gemessen werden („Alertness"), die dann auch als Referenzwert für die Interpretation der Ergebnisse in komplexen Aufmerksamkeitsfunktionen verwendet werden kann. Reagiert z. B. ein Patient normal schnell im einfachen Reaktionsparadigma aber verlangsamt im Untertest „Geteilte Aufmerksamkeit" so hat die Verlangsamung etwas mit den zusätzlichen Anforderungen dieses Tests zu tun. Für die Untersuchung muss nicht die ganze Testbatterie durchgeführt werden, in der Regel reicht eine Auswahl aus. Da alle Reaktionszeiten separat vorliegen, können Patienten auch auf Aufmerksamkeitsschwankungen (starke Streuung) bzw. Aufmerksamkeitslücken („gaps of attention") untersucht werden. Weiterhin ist eine Analyse des Fehlertypen möglich. Eine recht alltagsnahe

Testbatterie zur Aufmerksamkeitsprüfung (TAP)

Untersuchung der geteilten Aufmerksamkeit ermöglicht die GETAU (für GETeilte AUfmerksamkeit; Macek, Brinkers, Beblo & Hartje, 2004). In diesem computergestützten Verfahren müssen die Probanden auf visuelle und akustische Zielreize, die auch simultan auftreten können, mit dem Drücken verschiedener Tasten reagieren. Der entscheidende Leistungsparameter dieses Tests ist die Anzahl ausgelassener Reaktionen und Fehlreaktionen. Damit ist eine sehr konstruktnahe Messung der geteilten Aufmerksamkeit möglich, ohne dass die Leistung aus den Reaktionszeiten geschlossen werden muss.

Da einige depressive Patienten, wie oben erwähnt, mit computergestützten Aufgaben Probleme haben, sollte die Aufmerksamkeitsmessung durch Papier und Bleistift-Tests ergänzt werden. Denkbar sind so genannte Tracking-Aufgaben, wie der Zahlenverbindungstest (ZVT; Oswald & Roth, 1978) oder Trail-Making-Test (TMT; Reitan, 1992). Während im ZVT die Zahlen 1–90 schnellstmöglich mit einer Linie verbunden werden müssen, wird im TMT zwischen einer rein zahlengestützten Aufgabe (Teil A) und einer Aufgabe, in welcher Zahlen und Buchstaben abwechselnd miteinander verbunden werden müssen (Teil B) unterschieden. Teil B beansprucht somit zusätzlich kognitive Flexibilität. Zur Prüfung der selektiven Aufmerksamkeit eignet sich auch der d2-Test (Brickenkamp, 1994), in welchem unter hohem Zeitdruck spezifische Zeichenkombinationen („d" mit zwei Strichen) aus Ablenkreizen (z. B. „d" mit einem Strich oder „p" mit zwei Strichen) herausgestrichen werden müssen. Die Anzahl bearbeiteter Zeichen und die Fehleranalyse ermöglichen Rückschlüsse über die Arbeitsweise in einer häufig als „stressvoll" erlebten Situation. Als Alternative bzw. Ergänzung zur Messung der Geteilten Aufmerksamkeit bietet sich der Zahlensymboltest des Hamburg-Wechsler Intelligenztest-Revised für Erwachsene (HAWIE-R; Wechsler, 1987; Tewes, 1991) an. Eine Untersuchung der Daueraufmerksamkeit ermöglicht der Konzentrations-Verlaufs-Test (Abels, 1974), einer längerfristigen visuellen Such- und Sortieraufgabe.

Während eine Beeinträchtigung des Kurzzeitgedächtnisses – im Sinne der einfachen Merkspanne – kaum belegt ist, zeigen depressive Patienten bei zunehmenden Anforderungen an das Arbeitsgedächtnis Auffälligkeiten. Zur Messung des Arbeitsgedächtnisses kommt der Subtest „Arbeitsgedächtnis" der TAP in Frage, der jedoch recht anspruchsvoll ist und bei stärker beeinträchtigten Patienten nicht eingesetzt werden sollte. Im zu empfehlenden „two-back-Paradigma" müssen sequenziell dargebotene Zahlen auf Übereinstimmung mit der vorletzten gezeigten Zahl geprüft werden. Die Untersuchung der Merkspannen (verbal und räumlich) ermöglicht einen Vergleich relativ passiver Reproduktion (Merkspanne vorwärts) und einer Reproduktion mit erhöhter Anforderung an das Arbeitsgedächtnis (Merkspannen Rückwärts, Suppressionsparadigmen s. u.) sowie einen Vergleich verbaler und nonverbaler Leistungen. Merkspannenaufgaben finden sich im HAWIE-R (Wechsler, 1981; Tewes, 1991) und der Wechsler Memory

56

Scale-Revised (WMS-R; Härting et al., 2000; Wechsler, 1987). Die räumliche Merkspanne kann auch mit dem Corsi-Block-Tapping Test (Corsi, 1972) gemessen werden. Eine Alternative zur Erhebung der verbalen und nonverbalen Merkspanne unter erhöhten Anforderungen an das Arbeitsgedächtnis ist das so genannte Suppressionsparadigma: Dabei soll nur jede zweite vorgelesene Zahl (Verbaler Suppressions-Arbeitsgedächtnis-Test, VSAT) oder vorgegebener Block (Räumlicher Suppressions-Arbeitsgedächtnis-Test, RSAT) reproduziert werden (Beblo et al., 2004).

Zur Erfassung subjektiv erlebter Aufmerksamkeitsprobleme eignet sich der „Fragebogen zur Erfassung erlebter Defizite der Aufmerksamkeit" (FEDA, Arbeitskreis „Aufmerksamkeit und Gedächtnis" der Gesellschaft für Neuropsychologie). Mit 27 Items werden mögliche Schwierigkeiten in Alltagssituationen abgefragt.

Exekutivfunktionen: Die kognitive Flexibilität, die bei depressiven Patienten häufig beeinträchtigt ist, wird primär mit so genannten „Fluency-Aufgaben" erhoben, bei welchen es zusätzlich auf Produktivität ankommt („spontane Flexibilität"). Während in Aufgaben zur formallexikalischen oder phonematischen Wortflüssigkeit möglichst viele verschiedene Wörter mit einem bestimmten Anfangsbuchstaben genannt werden sollen, müssen in Aufgaben zur semantischen Wortflüssigkeit die produzierten Wörter einer bestimmten Kategorie angehören, wie z. B. Tiere oder Supermarktartikel. Entsprechende Aufgaben finden sich u. a. im Leistungsprüfsystem (LPS; Horn, 1983), und Regensburger Wortflüssigkeits-Test (RWT; Aschenbrenner, Tucha & Lange, 2000). Der so genannte „Fünf-Punkte-Test" (Regard, Strauss & Knapp, 1982) erlaubt die Erfassung der „figuralen Fluency". In dieser Aufgabe müssen fünf wie bei einem Spielwürfel angeordnete Punkte auf immer neue Art mit Strichen verbunden werden. Aufgaben ohne produktive Komponente prüfen die reaktive Flexibilität (Eslinger & Grattan, 1993). In der Aufgabe „Reaktionswechsel" der TAP (Zimmermann & Fimm, 1992) muss abwechselnd auf Buchstabe oder Zahl reagiert werden, im Trail-Making-Test (Teil B) müssen abwechselnd Zahlen und Buchstaben miteinander verbunden werden. Das heißt beide Aufgaben erfordern einen ständigen „Aufmerksamkeitsshift" auf das zu reagierende Symbol. Inhibitionsprozesse können mit Go-Nogo-Aufgaben, wie dem Subtest „Go-Nogo" aus der TAP oder dem Farbe-Wort-Interferenztest (Bäumler, 1985) überprüft werden.

Komplexe exekutive Funktionen wie Konzeptbildung, Planung, Problemlösen oder schlussfolgerndes Denken sollten bei einigen Fragestellungen ebenfalls erhoben werden. Für die Untersuchung dieser mentalen Prozesse „höherer Ordnung" gibt es leider nur wenige normierte Testverfahren. So wird in wissenschaftlichen Untersuchungen zur Erhebung von Planen/Problemlösen häufig die „Turm-von-Hanoi-Aufgabe" eingesetzt, die auch im klinischen Kontext als orientierendes Verfahren empfohlen werden kann,

**Subskalen des
LPS, HAWIE-R
oder IST bieten
die Möglichkeit
einer normwert-
orientierten
Leistungsprü-
fung komplexer
exekutiver
Funktionen**

für deren Ergebnisinterpretation aber viel Erfahrung notwendig ist. Subskalen einiger Intelligenztests, wie das LPS (Horn, 1983) oder der HAWIE-R (Tewes, 1991) bieten die Möglichkeit einer normwertorientierten Leistungsprüfung (s. Tabelle 10). Bei zumindest durchschnittlicher Intelligenz der zu untersuchenden Patienten können auch Aufgaben des Intelligenzstrukturtests (IST-70 oder IST-2000R; Amthauer, 1973; Amthauer, Brocke, Liepmann & Beauducel, 2001) eingesetzt werden. Im Gegensatz zum LPS und HAWIE-R fehlen bei einigen Subtests dieses Verfahrens sehr einfache Aufgaben. Als nonverbales Verfahren zur Messung von Konzeptbildungsleistungen wird häufig der „Wisconsin Card Sorting Test" (WCST) eingesetzt. In der Originalversion sollte dieser jedoch wegen seines hohen Frustrationspotenzials bei depressiven Patienten eher zurückhaltend eingesetzt werden. Empfohlen werden können eher modifizierte Versionen, in welchen der Konzeptwechsel den Patienten angekündigt wird. Verbale Aufgaben bieten HAWIE-R und IST-70 (Tabelle 10).

Tabelle 10:

Mögliche Verfahren zur neuropsychologischen Untersuchung bei depressiven Patienten

Funktion	Tests
Depressionsdiagnostik	
Diagnose	– SKID I – DIPS – CIDI
Depressionsschweregrad	– BDI – ADS – CDS – HADS – MADRS
Aufmerksamkeit	
Alertness	– Alertness (TAP)
Selektive Aufmerksamkeit	– Go-Nogo (TAP) – D2 – TMT – ZVT
Aufmerksamkeitsteilung	– Geteilte Aufmerksamkeit (TAP) – GETAU – Zahlensymboltest (HAWIE-R)
Daueraufmerksamkeit und Vigilanz	– Vigilanz (TAP) – Konzentrationsverlaufstest
Kurzzeit- und Arbeitsgedächtnis	– Zahlennachsprechen (HAWIE-R, WMS-R) – Corsi Blocktapping Test – RSAT & VSAT – Arbeitsgedächtnis (TAP)

58

Tabelle 10 (Fortsetzung):
Mögliche Verfahren zur neuropsychologischen Untersuchung bei depressiven Patienten

Exekutivfunktionen	
Fluency und Flexibilität	– LPS-6 – Regensburger Wortflüssigkeitstest – Fünf-Punkte-Test – Reaktionswechsel (TAP) – TMT-B
Reaktionsinhibition	– Go-Nogo (TAP) – Farbe-Wort-Interferenz-Test (Stroop-Test)
Planung, Problemlösen, schlussfolgerndes Denken, Konzeptbildung	– Turm von Hanoi – LPS 3 – LPS 4 – Bilderordnen (HAWIE-R) – Analogien (IST 70) – Zahlenreihen (IST 70) – modifizierter WCST – Gemeinsamkeiten Finden (HAWIE-R) – Gemeinsamkeiten (IST 70) – BADS
Gedächtnis	
Neugedächtnis	– VLMT – CVLT – RVDLT – DCS – Complex Figure Test – WMS-R
Altgedächtnis	– AGI – Kieler Altgedächtnistest
Visuo-räumliche Funktionen	– Mosaiktest (HAWIE-R) – Uhrentest – Complex-Figure-Test

Anmerkungen: SKID: Strukturiertes Klinisches Interview für DSM IV, DIPS: Diagnostisches Interview bei psychischen Störungen, CIDI: Composite International Diagnostic Interview, BDI: Beck Depressions Inventar, ADS: Allgemeine Depressionsskala, CDS: Cornell Depression Scale, HADS: Hamilton Depression Scale, MADRS: Montgomery Åsberg Depression Rating Scale, TAP: Testbatterie zur Aufmerksamkeitsprüfung, TMT: Trail-Making-Test, ZVT: Zahlen Verbindungstest, GETAU: Testsystem zur Untersuchung der Geteilten Aufmerksamkeit, HAWIE-R: Hamburg Wechsler Intelligenztest-Revised, WMS-R: Wechsler Memory Scale-Revised, RSAT: Räumlicher Suppressions Arbeitsgedächtnistest, VSAT: Verbaler Suppressions Arbeitsgedächtnistest, LPS: Leistungsprüfsystem, IST: Intelligenzstrukturtest, WCST: Wisconsing Card Sorting Test, BADS: Behavioural Assessment of the Dysexecutive Syndrome, VLMT: Verbaler Lern- und Merkfähigkeitstest, CVLT: California Verbal Learning Test, RVDLT: Rey Visual Design Learning Test, DCS: Diagnosticum für Cerebralschäden, WMS-R: Wechsler Memory Scale (Revised), AGI: Autobiografisches Gedächtnis Interview

Mit dem Anspruch eines alltagsnäheren Untersuchens wurde die Testbatterie „Behavioural Assessment of the Dysexecutive Syndrome" (BADS) entwickelt (Wilson et al., 1996). Die Testbatterie umfasst 6 Subtests, die Planungs- und Handlungseigenschaften von Patienten erfassen. Weiterhin beinhaltet die BADS zwei Fragebogen mit je 20 Items (Selbst- bzw. Fremdeinschätzung), mit denen emotionale, kognitive, motivationale und verhaltensbezogene Veränderungen erfasst werden können.

Gedächtnis: Bei der Überprüfung von Gedächtnisleistungen ist es wichtig, den freien Abruf (bei Depression eher beeinträchtigt) und die Wiedererkennungsleistung (oft weniger beeinträchtigt) separat zu überprüfen. Nur wenige Gedächtnistests geben dazu allerdings die Möglichkeit. Mit Wortlisten wie dem Verbalen Lern- und Merkfähigkeitstest (VLMT; Helmstaedter, Lendt & Lux, 2001) oder dem California Verbal Learning Test (CVLT; Delis, Kramer & Ober, 1987, deutsche Version Niemann et al. in Vorbereitung) können eine ganze Reihe von relevanten Parametern wie Wortmerkspanne, Lernkurve, Interferenzanfälligkeit, Spätabruf und Wiedererkennen erfasst

VLMT und CVLT werden. Einige Wortlisten wie der CVLT beinhalten Wörter, die bestimmten Kategorien (z. B. „Kleidungsstücke") zugeordnet werden können. Dies hat den Vorteil, dass zusätzlich ein Hinweisreiz-gestützer Abruf durchgeführt werden kann, allerdings auch den Nachteil, dass die Lernleistung in einem großen Maß vom Erkennen dieser Kategorien abhängt. Ein nonverbales Pendant dieser Verfahren stellt der Rey-Visual-Design-Learning-Test (RVDLT) dar, in welchem statt Wörtern abstrakte Figuren behalten und beim Abruf gezeichnet werden müssen (Rey, 1964). Im visuellen Bereich empfohlen werden können auch das Diagnosticum für Cerebralschäden (DCS, Weidlich & Lamberti, 2001) und der Complex Figure Test (Rey, 1941). Mit beiden Verfahren sind allerdings keine Wiedererkennungsleistungen prüfbar. Allein auf Wiedererkennungsleistungen basieren der verbale (VLT) und nonverbale Lerntest (NVLT), bei welchen auf Karten geschriebene Wörter, respektive gezeichnete Figuren daraufhin beurteilt werden sollen, ob sie vorher bereits gezeigt worden sind oder nicht (Sturm & Willmes, 1999). Insbesondere der NVLT wird auf Grund der sehr abstrakten und ähnlichen Figuren von Patienten häufig als belastend beschrieben und sollte somit bei depressiven Patienten kein Verfahren der ersten Wahl darstellen. Testbat-

WMS-R terien wie die WMS-R (Wechsler, 1987) geben ein differenziertes Profil verbaler und nonverbaler Neugedächtnisleistungen, ohne allerdings alle relevanten Parameter abzudecken (z. B. keine Prüfung der Wiedererkennungsleistung).

Das Altgedächtnis und das implizite Gedächtnis sind bei Depression in der Regel nicht beeinträchtigt – eine Überprüfung ist dann sinnvoll, wenn entschieden werden muss, ob ein Patient eine Erkrankung aufweist, bei der Störungen dieser Gedächtnisfunktionen dokumentiert sind (z. B. Altgedächtnisstörung bei Alzheimer-Demenz). Mögliche Verfahren zur Messung des Altgedächtnisses stellen das Autobiografische Gedächtnis Interview

(Kopelman, Wilson & Baddelay, 1990) oder der Kieler Altgedächtnistest (Leplow, Blunck, Schulze & Ferstl, 1993) dar.

Visuo-räumliche Funktionen: Wie oben dargestellt, sind bei depressiven Patienten Einbußen visuo-räumlicher Funktionen gefunden worden, jedoch handelt es sich dabei weniger um „wirkliche räumliche Fehlleistungen", bei welchen z. B. die Grundgestalt zu kopierender Figuren nicht mehr erkennbar wäre, als um Nachlässigkeiten und Ungenauigkeiten. Diese Tendenz kann differenzialdiagnostisch nützlich sein, wenn Erkrankungen mit schwerwiegenden kognitive Auffälligkeiten ausgeschlossen werden sollen (z. B. Alzheimer Demenz). Eingesetzt werden können normierte Verfahren wie der Complex-Figure-Test (Rey, 1941) oder der Mosaiktest aus dem HAWIE-R (Wechsler, 1987), differenzialdiagnostisch kann aber auch bereits eine orientierende Untersuchung mittels Uhrentest (Schröder et al., 1999) oder dem Kopieren von Figuren unterschiedlicher Komplexität (z. B. Kreis und Würfel) hilfreich sein.

6.2.5 Depressionsdiagnostik

Es muss festgestellt werden, ob ein Patient überhaupt die klinische Diagnose einer affektiven Störung aufweist, und, wenn ja, an welcher affektiven Störung der Patient leidet. Ebenso sind komorbide Erkrankungen für die Befundinterpretation wichtig. Strukturierte oder standardisierte Interviews sind wichtige diagnostische Instrumente, mit welchen die diagnostischen Kriterien der Klassikifationssystem DSM und ICD systematisch abgefragt werden können. Strukturierte Interviews lassen dem Diagnostiker einen gewissen Beurteilungsspielraum. Neben der Auskunft des Patienten können weitere Informationsquellen herangezogen werden (z. B. Akten oder Auskünfte des Behandlungsteams), um das mögliche Vorliegen eines Symptoms beurteilen zu können. Eine höhere Reliabilität und Objektivität bieten standardisierte Interviews, bei welchen alle Schritte der Datenerhebung und Auswertung strikt standardisiert durchgeführt werden müssen. Ein Nachteil dieses Vorgehens ist z. B., dass mögliche Antworttendenzen oder widersprüchliche Aussagen der Patienten unberücksichtigt bleiben, eine Tatsache, die zu einem Verlust an Validität führt.

Ein umfangreiches, aber auch recht zeitaufwendiges strukturiertes Interview, ist das Strukturierte Klinische Interview für DSM IV (SKID; Wittchen, Zaudig & Fydrich, 1997) (Tabelle 10). Sollte die Zeit für die Durchführung des gesamten SKID nicht ausreichen, sind zumindest die Abschnitte A-D für die Depressionsdiagnose durchzuführen. Eine (ebenso zeitaufwendige) Alternative zum SKID ist das Diagnostische Interview bei psychischen Störungen (DIPS; Markgraf, Schneider & Ehlers, 1991), welches neben den diagnostischen Kriterien u. a. auch Informationen für die Therapieplanung erfasst. Eine Kurzform des DIPS, das Mini-DIPS (Markgraf, 1994), erlaubt eine

SKID

schnelle Erfassung der wichtigsten psychischen Störungen nach den Kriterien des DSM IV und ICD 10. Das wahrscheinlich verbreitetste standardisierte Interview ist das „Composite International Diagnostic Interview" (CIDI), mit welchem die DSM IV und ICD 10 Kriterien erfasst werden können (World Health Organisation, 1991). Für das CIDI existiert auch eine computerisierte Fassung.

Neben der klinischen Diagnose ist eine Einschätzung des Schweregrades der Depression sinnvoll. Insbesondere bei differenzialdiagnostischen Fragestellungen kann durch Verlaufsuntersuchungen entschieden werden, inwieweit eine Veränderung der Depressionsschwere mit einer Veränderung des kognitiven Niveaus assoziiert ist. Da fremd- und selbstanamnestische Angaben häufig divergieren (Herrmann et al., 1995), sollte der Einsatz von Selbstbeurteilungs- *und* Fremdratingverfahren erwogen werden. Das Standardverfahren zur Selbstbeurteilung ist das Beck Depressionsinventar (BDI; Beck & Steer, 1994), in welchem mit 21 Items verschiedene Bereiche der depressiven Symptomatik erfasst werden. Empfohlen werden kann auch die Allgemeine Depressionsskala (ADS; Hautzinger & Bailer, 1993), die auch in einer Kurzform vorliegt (15 statt 20 Items). Als Fremdratingverfahren bieten sich etwa die Hamilton Depressionsskala (HADS; Hamilton, 1996), die Cornell Depressionsskala (CDS; Alexopoulos, Abrams, Young & Shamoian, 1988) oder die Montgomery-Åsberg-Depressions-Rating-Skala (MADRS; Montgomery & Asberg, 1979) an. Es ist zu beachten, dass die verschiedenen depressiven Symptome in den verschieden Ratingskalen unterschiedlich stark berücksichtigt werden. So beziehen sich z. B. viele Items des BDI auf die Lebenseinstellung der Patienten, während bei der CDS somatische Items verhältnismäßig stark repräsentiert sind.

Einen guten Überblick über die Diagnostik depressiver Störungen bieten Hautzinger und Meyer (2002).

Fremd- und selbstanamnestische Angaben der Depressionsschwere divergieren häufig

7 Neuropsychologische Therapie bei Depression

Es gibt bislang noch keine empirisch gesicherten Erkenntnisse, sondern nur Faustregeln zur neuropsychologischen Therapie der Depression

Hier gilt es zuerst die Frage zu beantworten, ob eine neuropsychologische Therapie bei Depression notwendig ist. Offenbar werden die neuropsychologischen Defizite von depressiven Patienten in der Regel so geringgradig eingeschätzt, dass es bislang keine systematischen Versuche gibt, neuropsychologische Therapie bei depressiven Patienten einzusetzen. Man könnte daher meinen, einfach darauf verzichten zu können. Da es jedoch –

wie in Kapitel 4 dargestellt – neuropsychologisch schwergestörte Depressive gibt, lohnt es sich auf Grund der großen Ähnlichkeit der Störungsprofile mit Schwerpunkten in den Bereichen Aufmerksamkeit, Gedächtnis und Exekutivfunktionen die Literatur zur neuropsychologischen Therapie schizophrener Patienten zu studieren (siehe beispielsweise Diener & Olbrich, 2004).

Die Evidenz zur Wirksamkeit der Therapieverfahren mit teilweiser PC-Unterstützung bei schizophrenen Patienten ist nicht durchgängig überzeugend, so dass die für eine Übernahme wichtige Evidenz-Basierung solcher Therapieverfahren zur Anwendung bei depressiven Patienten bislang fehlt.

Einige klinisch abgeleitete Regeln zur Therapie kognitiver Störungen bei depressiven Patienten sind in Tabelle 11 zusammengefasst. Diese sind sicherlich auch bei Patienten verwendbar, bei denen die Depression komorbide mit anderen Erkrankungen wie Schlaganfall und Schädel-Hirn-Trauma auftritt.

Tabelle 11:

Zu empfehlendes Vorgehen bei der neuropsychologischen Therapie von Patienten mit Depression

Vor der Therapie den Zusammenhang von Depression und neuropsychologischen Defiziten erklären
Arbeitsschritte verlangsamen, Komplexität der Therapie reduzieren
Öfters Pausen erlauben und Pausengestaltung individuell anpassen
Leistungstief im Tagesgang beachten und Therapiezeiten entsprechend planen
Mit der Therapie keine verstärkenden Aktivitäten verhindern und Therapiezeiten entsprechend planen
Errorless-Learning-Ansätze in der Therapie auch aus motivationaler Perspektive (vermeidbare Frustrationen) präferieren
Potenziell aktivierende Wirkung von Rehabilitationsmaßnahmen berücksichtigen
Emotionale Valenz des Übungsmaterials beachten und gegebenenfalls anderes Material verwenden
Speziell bei Antriebsmangel anfänglich Anforderung an „Effortful Processing" gering halten
Das Therapieverhalten begleitende Selbstverbalisierungen, Mimik und Gestik beachten, dokumentieren und therapeutisch, z. B. bei permanenter Selbstabwertung, berücksichtigen
Therapiebedingte Leistungsveränderung in erlebbarer und realistischer Form rückmelden
„Mit" den zeitlichen Wirkungsverläufen anderer Therapien (Pharmakotherapie, Psychotherapie) und nicht „gegen" sie neuropsychologische Therapie planen

8 Fallbeispiele

8.1 Fall 1

Anamnese: Die 47-jährige Frau Krüger ist mit der Diagnose einer bipolaren affektiven Störung beim gegenwärtigen Vorliegen einer schweren depressiven Episode ohne psychotische Symptome in eine psychiatrische Klinik eingeliefert worden. Sie leidet seit 17 Jahren an einer affektiven Mehrepisoden-Erkrankung mit immer längeren Krankheitsphasen und zunehmender kürzerer und unvollständigerer Remission. Die Episoden sind größtenteils depressiver Natur, selten manischer und dann oft nur von geringer Ausprägung (Hypomanie). Die Erkrankung ist erstmals nach der Geburt des ersten Kindes, dann erneut nach der Geburt des zweiten Kindes, dann zunehmend häufiger ohne äußere Anlässe aufgetreten. Seit 5 Jahren leidet Frau Krüger fast durchgängig an einer depressiven Episode, die durch die von ihrem Mann während eines ihrer Krankenhausaufenthalte vollzogene Trennung ausgelöst wurde. Nachdem ihre Kinder etwas größer geworden waren, hatte Frau Krüger vor 8 Jahren wieder begonnen, ihren erlernten Beruf einer Bürokauffrau auf einer Halbtagsstelle auszuüben. Die Ausübung dieses Berufes ist jedoch seit längerem unmöglich. Frau Krüger hat sich fast völlig zurückgezogen und beginnt keine selbstständigen Unternehmungen mehr. Sie erledigt nur noch das Notwendigste im Haushalt. Sie ist fast ständig müde, grübelt oft, leidet unter Einschlaf- und Durchschlafstörung und beklagt, sich auf nichts mehr konzentrieren zu können. Die Angst, jetzt ganz den Verstand zu verlieren, lässt sie gelegentlich an Suizid denken.

Psychopathologischer Befund bei Aufnahme in die Klinik: Frau Krüger ist wach, bewusstseinsklar, allseits orientiert und weist keine formalen und inhaltlichen Denkstörungen einschließlich Wahn- und Ich-Störung auf. Die kognitiven Funktionen wirken leicht reduziert bei nach klinischem Eindruck erhaltener Mnestik. Im Affekt erscheint Frau Krüger niedergedrückt, verzweifelt, traurig, im Antrieb massiv reduziert. Sie beklagt ein ausgeprägtes Morgentief, Appetitminderung und Einschlafstörung, Suizidgedanken. Auf Grund der von Frau Krüger wiederholt geäußerten Angst, „den Verstand noch gänzlich zu verlieren", wurde zur Abklärung ihrer kognitiven Leistungsfähigkeit eine neuropsychologische Untersuchung angeordnet:

Neuropsychologischer Befund 1: Gemäß den bei depressiven Patienten besonders wahrscheinlichen neuropsychologischen Störungen wurde Frau Krüger mit einer Testbatterie in den Funktionsbereichen Aufmerksamkeit, Gedächtnis und Exekutivfunktionen untersucht. Ihre Aufmerksamkeitsleistungen waren deutlich eingeschränkt, wobei sie in den Bereichen Informationsverarbeitungsgeschwindigkeit (ZVT), Daueraufmerksamkeit (WIENER) und geteilte Aufmerksamkeit (TAP) deutliche Funktionseinbußen aufwies, in den Bereichen Aufmerksamkeitswechsel (TAP) und selektive

Aufmerksamkeit (d2) leicht bzw. nicht eingeschränkt wirkte. Das Arbeitsgedächtnis (TAP) wirkte grenzwertig gestört. Das Verbalgedächtnis bei freiem Wiedererinnern (VLMT) war bezüglich der gesamten Lernleistung und des verzögerten Wiedererinnerns deutlich eingeschränkt, bei Prüfung des Wiedererkennens (VEG) unbeeinträchtigt. Eine ähnliche Diskrepanz zwischen freiem Wiedererinnern und Wiedererkennen ergab sich für das visuelle Gedächtnis (Benton, VIG). Die Prüfung der Exekutivfunktionen gelang nur teilweise, weil Frau Krüger beim „Turm von Hanoi" wegen zu großer subjektiver Probleme, Entscheidungen zu treffen, abbrach. Die Wortflüssigkeit (RWT) war grenzwertig eingeschränkt. Frau Krüger wies also zum Zeitpunkt der Klinikaufnahme klinisch signifikante Einschränkungen ihrer Aufmerksamkeits- und Gedächtnisleistungen auf.

Therapieverlauf: Frau Krüger kam mit einem offenbar nicht ausreichendem Medikamentenmix aus Nortriptylin (Antidepressivum), Reboxetin (Antidepressivum), Lithium (Phasenprophylaktikum) und Lorazepam (Benzodiazepin) zur Aufnahme. Unter dieser Medikation wurde Frau Krüger auch erstmalig neuropsychologisch untersucht (Cave: Medikamentennebenwirkungen sind wahrscheinlich und müssen bei der Befundinterpretation berücksichtigt werden). Nach Absetzen dieser Medikamente wurde zuerst mit Amitriptylin (Antidepressivum) und Mirtazapin (Antidepressivum), später nur mit Mirtazapin ohne großen Erfolg weiterbehandelt. Eine empfohlene Schlafentzugsbehandlung wurde von Frau Krüger wegen der von ihr sehr beklagten Verstärkung der Müdigkeit abgebrochen. Elf Wochen nach Aufnahme in die Klinik kam es unter zusätzlicher Gabe von Venlafaxin (Antidepressivum) zu einer deutlichen Besserung der depressiven Symptomatik. Es folgten erste erfolgreiche Belastungserprobungen im häuslichen Umfeld und verlängerte Wochenendbefreiungen. In der 16. Woche kam es nach vollständiger Remission der depressiven Symptomatik zu einem Umschlagen in ein hypomanisches und kurz darauf in ein manisches Krankheitsbild. Frau Krüger wurde zur Verlaufskontrolle zu diesem Zeitpunkt nochmals neuropsychologisch untersucht. Nach Absetzen von Venlafaxin und Gabe von Olanzapin (Neuroleptikum) kam es zu einer schnellen Besserung der manischen Symptome und zur Entlassung.

Neuropsychologischer Befund 2: Frau Krüger zeigte trotz der zu diesem Zeitpunkt vorliegenden manischen Symptomatik keinerlei neuropsychologische Auffälligkeiten.

Fazit: Der Fall von Frau Krüger zeigt beispielhaft, dass bei der dramatisch wechselnden Symptomatik einer bipolaren Störung die neuropsychologischen Störungen in der depressiven Episode äußerst ausgeprägt sein und trotzdem binnen weniger Wochen bei Symptomremission völlig verschwinden können. Die neuropsychologische Unauffälligkeit von Frau Krüger während der manischen Episode ist eher untypisch und wahrscheinlich der Kürze und geringen Intensität dieser Episode geschuldet.

65

8.2   Fall 2

Anamnese: Herr Peter kommt mit der Diagnose einer rezidivierenden depressiven Störung zur Aufnahme in eine psychiatrische Klinik. Gegenwärtig leidet er unter einer schweren depressiven Episode mit psychotischen Symptomen. Nicht depressionstypische Verhaltensauffälligkeiten lassen früh den Verdacht auf ein demenzielles Syndrom entstehen. Herr Peter ist 62 Jahre alt und war früher Bauingenieur in einer Behörde. Seit fast zwei Jahren ist er im Vorruhestand, in den er nicht krankheitsbedingt eingetreten ist, sondern „um sein Leben noch etwas zu genießen". Ein Jahr später entwickelt er eine schwere Depression, an der er mittlerweile seit über einem Jahr leidet und die schon zu einer Reihe von Aufenthalten in psychiatrischen Kliniken geführt hat, wobei es bislang immer nur kurzfristig zu leichten Besserungen gekommen ist. In den letzten Monaten ist es zu einer zunehmenden Beeinträchtigung der Alltagspraxis und einer starken Regression gekommen. Dauernd macht sich Herr Peter auch unbegründet finanzielle Sorgen, wobei sich diese wahrscheinlich schon zum systematisierten Verarmungswahn gesteigert haben. Er fürchtet jede Verantwortung, gibt an, keine Gefühle mehr zu haben und reduziert sein Kommunikationsverhalten auch mit seiner Familie teilweise bis zur Alogie.

Psychopathologischer Befund bei Aufnahme in die Klinik: Herr Peter wirkt bei Aufnahme wach, bewusstseinsklar, allseits orientiert. Die kognitiven Funktionen erscheinen im Anamnesegespräch reduziert, was Anlass ist, um neuropsychologische Abklärung zu bitten. Herr Peter offenbart zwar keine formalen Denkstörungen, aber inhaltliche in Form von Verarmungsideen mit der Tendenz, diese Ideen zu dissimulieren. Im Affekt ist er verflacht, kaum schwingungsfähig, allen gegenüber gleichgültig; im Antrieb wirkt er trotz psychomotorischer Unruhe reduziert. Er leidet unter ausgeprägten Morgentiefs. Sein Appetit ist jedoch atypisch gesteigert, was ihn in den letzten Monaten stark an Gewicht zunehmen ließ.

Neuropsychologischer Befund 1: Herr Peter zeigt keine Leistungseinschränkungen in den Funktionsbereichen Aufmerksamkeit, Informationsverarbeitungsgeschwindigkeit (ZVT), selektive Aufmerksamkeit (d2), geteilte Aufmerksamkeit (TAP), Daueraufmerksamkeit (WIENER) und geteilte Aufmerksamkeit (TAP)) und Verbalgedächtnis (VLMT, VEG). Seine Leistungen sind dort sogar ausgesprochen gut. Im Gegensatz hierzu sind seine Leistungen im visuellen Gedächtnis (Benton, VIG) deutlich eingeschränkt. Zur Prüfung der Exekutivfunktionen werden der Turm von Hanoi, ein Wortflüssigkeitstest (RWT) und ein Test zum induktiven Denken (LPS, U 3+4) ohne Befund eingesetzt. Auch die auf Grund des Alters von Herrn Peter routinemäßig durchgeführten Intelligenztests (MWT, KAI) erbringen keine Hinweise auf kognitive Einschränkungen, so dass der Befund eines eingeschränkten visuellen Gedächtnisses singulär bleibt.

Therapieverlauf: Die Schwere der Depression ließ die Durchführung einer EKT geboten sein. Unter anschließender Behandlung mit Amitryptilin (Antidepressivum) und Tranylcypromin (Antidepressivum, MAO-Hemmer) kam es zu einer langsamen Besserung von Stimmung und Antrieb. Erste Belastungsproben in der Klinik und zuhause verliefen positiv. Nach Abklingen der EKT-Wirkung stellte sich kein typisches Bild einer Depression mehr ein, sondern traten zunehmend depressions-untypische Verhaltensauffälligkeiten auf. Herr Peter wurde zunehmend unordentlich sowie ungepflegt und neigte zu maßlosem Essen. Diese Entwicklung ließ ein halbes Jahr nach Klinikaufnahme den Verdacht auf Vorliegen einer frontotemporalen Demenz entstehen, weshalb der Neuropsychologe mit einer zweiten Untersuchung beauftragt wurde. Die parallel ablaufende Abklärung von potenziell ablaufenden degenerativen Prozessen mit Hilfe einer SPECT-Untersuchung ergab keinen entsprechend auffälligen Befund.

Neuropsychologischer Befund 2: Die Aufmerksamkeitsleistungen von Herrn Peter sind wiederum unauffällig, wobei diesmal zusätzlich ein Test zur Fähigkeit zur Reaktionsinhibition (TAP) auf Grund des Verdachtes einer frontotemporalen Demenz durchführt wird. Deutliche Leistungseinschränkungen sind diesmal sowohl im Verbal- (VLMT) als auch im visuellen Gedächtnis (DCS) zu beobachten. Die selektive Störung des visuellen Gedächtnisses bei der ersten neuropsychologischen Untersuchung lassen dieses Mal auch einen Test zu den visuo-konstruktiven Fähigkeiten (Rey-Osterrieth) durchführen mit dem Ergebnis, dass Herr Peter hier deutlichste Funktionseinbußen aufweist. Exekutivfunktion (RWT) und die sprachsemantische Leistungsfähigkeit (CERAD) wirken unbeeinträchtigt.

Fazit: Bei Herrn Peter wird die scheinbar einfache Diagnose einer schweren Depression nach Berentung schon früh durch die Atypik und Entwicklung der Symptomatik und die Neuropsychologie in Frage gestellt. Bei depressiven Patienten in höherem Alter und mit spätem Erkrankungsbeginn sind Übergänge zu demenziellen Störungen nicht selten. Sie können aber – wie bei Herrn Peter zu sehen – schwierig zu klassifizieren sein. Sprechen die Symptome von Herrn Peter durchaus für eine frontotemporale Demenz, tun dies die Bildgebung und die Neuropsychologie nicht. Erstere und letztere passen aber auch nicht zu einer klassischen Depression. Hier kann nur die engmaschige und intelligente Kontrolle des weiteren Verlaufs helfen.

9   Depression als Komorbidität bei neurologischen Erkrankungen

Neurologische Erkrankungen werden häufig von Depressionen begleitet

Es ist mittlerweile eine weit bekannte Tatsache, dass die Depression unter den Komplikationen neurologischer Erkrankungen eine der wichtigsten und häufigsten ist. Dies gilt nicht nur relativ im Vergleich mit anderen Komplikationen, sondern auch absolut, wie die Komorbiditätsprävalenzen in Tabelle 12 dokumentieren. Wahrscheinlich leidet ca. ein Drittel aller neurologischen Patienten irgendwann während ihrer Erkrankung an einer Depression.

Tabelle 12:

Prävalenz depressiver Störungen bei neurologischen Erkrankungen

Neurologische Erkrankung	Prävalenz
Schlaganfall	18–61 %[1]; 19–23 %[2]
Parkinson-Erkrankung	4–75 %[1]; 46 %[2]
Multiple Sklerose	27–54 %[1]; 40 %[2]
Epilepsie	8–48 %[1]; 29 %[2]
Alzheimer-Erkrankung	1–90 %[1]; 50 %[2]
Schädel-Hirn-Trauma	6–77 %[1]; 26–42 %[2]

Anmerkungen: [1] = Spanne der Studienergebnisse; [2] = Errechnetes oder geschätztes Mittel

Hier kann nicht auf alle Interaktionen in der Symptomatik, im Verlauf und in der Ätiologie zwischen Depression und neurologischen Erkrankungen eingegangen werden. Lesenswerte Übersichten finden sich bei Robinson (2003) für den Schlaganfall, bei McDonald et al. (2003) für die Parkinson-Erkrankung, bei Feinstein (2003) für die Multiple Sklerose, bei Barry (2003) für die Epilepsie, bei Lyketsos und Olin (2002) für die Alzheimer-Erkrankung und bei Babin (2003) für das Schädel-Hirn-Trauma.

Es existieren keine klaren Unterscheidungsmerkmale zwischen dem Erscheinungsbild einer Depression im Rahmen einer neurologischen Erkrankung und einer genuinen Depression. Hierbei gilt es, sich an die Vielzahl der auch durch eine genuine Depression betroffenen psychologischen und somatischen Symptombereiche zu erinnern (vgl. Kapitel 1.1). Bestimmte Symptome verlieren jedoch bei einer Depression im Rahmen einer neurologischen Erkrankung ihren diagnostischen Wert. So können beispielsweise Schmerzen und Schlafstörungen auch direkt durch eine neurologische Erkrankung bedingt sein, die zudem mit einer Depression assoziiert ist. Besonders leicht zu Verwechslungen führen apathische Syndrombilder bei neurologischen Erkrankungen, die sich phänomenologisch den Minussymptomen der Depression (z. B. Antriebsverlust und sozialer Rückzug) annähern (Gauggel, 2004).

Es ist nicht überraschend, dass – soweit heute beurteilbar – eine komorbide Depression den Verlauf neurologischer Erkrankungen kompliziert und/oder protrahiert. Dies gilt auch für die meisten neuropsychologischen Syndromanteile.

Bei der ätiologischen Begründung der Überlappung von neurologischer Erkrankung und Depression gibt es zwei Positionen. Die eine sieht in der Depression eine maladaptive Bewältigung einer schweren, chronischen Erkrankung, also ein „reaktives" Geschehen. Bei der Vielzahl von durch Erkrankungen wie Schlaganfall und Alzheimer ausgelösten Verlusten, Einschränkungen, erzwungenen Rollenwechseln und verringerten Ressourcen ist dies sicherlich eine gute Erklärung für einen Teil der auftretenden Depressionen. Die andere Position glaubt, dass neurologische Erkrankungen direkte Auswirkungen auf kortikale und subkortikale Netzwerke haben, die der Affektregulation dienen, und auf diese „biologische" Weise die Depression bedingen. Besonders häufig sind Depressionen bei frontotemporalen Läsionen (besonders linksseitigen), bei Läsionen, die die Basalganglien (besonders linksseitigen) und den Amygdala-Hippocampus-Komplex umfassen und bei Schädigungen monoaminerger Projektionssysteme (vgl. Kapitel 5.4). Eine eindeutige Zuordnung von bestimmten Läsionsorten zum Auftreten einer Depression ist jedoch nicht möglich. Die Idee, dass leichte Depressionen „reaktiv" und schwere „biologisch" entstehen, ließ sich nicht bestätigen. Ähnlich Konzeptionen scheiterten auch schon bei den genuinen Depressionen mit der Unterscheidung in leichte, „neurotische" und schwere „endogene" Depressionen. Beim Zusammenhang zwischen Depression und neurologischer Erkrankungen darf auch nicht vergessen werden, dass Depressionen das Risiko für viele Erkrankungen erhöhen, so auch für ZNS-Erkrankungen. So nimmt man beispielsweise beim Schlaganfall und der Alzheimer-Erkrankung an, dass Patienten mit Depressionen ein erhöhtes Erkrankungsrisiko haben.

Die adäquate Behandlung von Depression im Rahmen neurologischer Erkrankungen unterscheidet sich nicht wesentlich von der genuinen Depression. Bei psychopharmakologischer Therapie muss noch stärker das Nebenwirkungsprofil beachtet werden. Auch hierdurch haben die selektiven Serotonin-Wiederaufnahme-Hemmer besondere Relevanz gewonnen. Über die Effizienz nicht psychopharmakologischer Verfahren ist bislang wenig bekannt. Psychotherapeutische Maßnahmen zur Therapie einer komorbiden Depression haben sich vereinzelt als sehr wirkungsvoll erwiesen.

Depressionen komplizieren die neurologischen Erkrankungen und können reaktiv (z. B. Verlusterlebnisse bei Erkrankung) sowie somatisch (z. B. Schädigungen von limbischen Hirnstrukturen) entstehen

10   Literatur

Abas, M. A., Sahakian, B. J. & Levy, R. (1990). Neuropsychological deficits and CT scan changes in elderly depressives. *Psychological Medicine, 20,* 507–520.

Abels, D. (1974). *Konzentrations-Verlaufs-Test.* Göttingen: Hogrefe.

Abramson, L. Y., Seligman, M. E. P. & Teasdale, J. D. (1978). Learned helplessness in humans: Critique and reformulation. *Journal of Abnormal Psychology, 87,* 49–74.

Aldenhoff, J. (1997). Überlegungen zur Psychobiologie der Depression. *Der Nervenarzt, 5,* 379–389.

Alexopoulos, G. S., Abrams, R. C., Young, R. C. & Shamoian, C. A. (1988). Use of the Cornell Scale in nondemented patients. *Journal of the American Geriatric Society, 36,* 230–236.

Alexopoulos, G. S., Kiosses, D. N., Klimstra, S., Kalayam, B. & Bruce, M. L. (2002). Clinical presentation of the „depression-executive dysfunction syndrome" of late life. *American Journal of Geriatric Psychiatry, 10,* 98–106.

American Psychiatric Association (1994). *DSM IV Diagnostic and statistical manual of mental disorders.* (4th ed.) Washington, D.C.: American Psychiatric Association.

Amthauer, R. (1973). *Intelligenz-Struktur-Test IST 70.* Göttingen: Hogrefe.

Amthauer, R., Brocke, B., Liepmann, D. & Beauducel, A. (2001). *Intelligenz-Struktur-Test 2000 R.* Göttingen: Hogrefe.

Aschenbrenner, S., Tucha, O. & Lange, K. W. (2000). *Regensburger Wortflüssigkeits-Test.* Göttingen: Hogrefe.

Austin, M. P., Mitchell, P., Wilhelm, K., Parker, G., Hickie, I., Brodaty, H., Chan, J., Eyers, K., Milic, M. & Hadzi-Pavlovic, D. (1999). Cognitive function in depression: a distinct pattern of frontal impairment in melancholia? *Psychological Medicine, 29,* 73–85.

Austin, M. P., Ross, M., Murray, C., O'Carroll, R. E., Ebmeier, K. P. & Goodwin, G. M. (1992). Cognitive function in major depression. *Journal of Affective Disorders, 25,* 21–29.

Babin, P. R. (2003). Diagnosing depression in persons with brain injuries: a look at theories, the DSM-IV and depression measures. *Brain Injury, 17,* 889–900.

Barry, J. J. (2003). The recognition and management of mood disorder as a comorbidity of epilepsy. *Epilepsia, 44 (Suppl. 4),* 30–40.

Baumgartner, A. (1993). Schilddrüsenhormone und depressive Erkrankungen – Kritische Übersicht und Perspektiven. *Nervenarzt, 64,* 1–10.

Bäumler, G. (1985). *Farbe-Wort-Interferenztest nach J. R. Stroop (FWIT).* Göttingen: Hogrefe.

Beats, B. C., Sahakian, B. J. & Levy, R. (1996). Cognitive performance in tests sensitive to frontal lobe dysfunction in the elderly depressed. *Psychological Medicine, 26,* 591–603.

Beblo, T. & Herrmann, M. (2000). Neuropsychologische Defizite bei depressiven Störungen. *Fortschritte der Neurologie Psychiatrie, 68,* 1–11.

Beblo, T. (2004). Neuropsychologie affektiver Störungen. In S. Lautenbacher & S. Gauggel (Hrsg.) *Neuropsychologie psychischer Störungen* (S. 177–197). Heidelberg: Springer.

Beblo, T., Baumann, B., Bogerts, B., Wallesch, C.-W. & Herrmann, M. (1999). Neuropsychological correlates of major depression: A short term follow-up. *Cognitive Neuropsychiatry, 4,* 333–341.

Beblo, T., Macek, C., Brinkers, I., Hartje, W. & Klaver, P. (2004). A new approach in clinical neuropsychology to the assessment of spatial working memory: The block suppression test. *Journal of Clinical and Experimental Neuropsychology, 26,* 105–114.

Beck, A. T. & Steer, R. A. (1994). *Beck Depressions-Inventar: (BDI); Testhandbuch.* Bern. Huber.

Beck, A. T. (1967). *Depression: Clinical, experimental and theoretical aspects.* New York: Harper and Row.

Becker, E. S. & Rinck, M. (2000) Aufmerksamkeit und Gedächtnis bei Angst und Depression. *Psychologische Rundschau, 51,* 67–74.

Benton, A., Varney, N. R. & Hamsher, K. (1978). Visuospatial judgement: A clinical test. *Archives of Neurology, 35,* 364.

Berger, M. (1999). Affektive Erkrankungen. In M. Berger (Hrsg.) *Psychiatrie und Psychotherapie* (S. 483–566). München: Urban & Schwarzenberg.

Bondareff, W., Alpert, M., Friedhoff, A. J., Richter, E. M., Clary, C. M. & Batzar, E. (2000). Comparison of sertraline and nortriptyline in the treatment of major depressive disorder in late life. *American Journal of Psychiatry, 157,* 729–736.

Borkowska, A. & Rybakowski, J. K. (2001). Neuropsychological frontal lobe tests indicate that bipolar depressed patients are more impaired than unipolar. *Bipolar Disorders, 3,* 88–94.

Brand, A. N., Jolles, J. & Gispen-de Wied, C. (1992). Recall and recognition memory deficits in depression. *Journal of Affective Disorders, 25,* 77–86.

Braus, D. F., Tost, H. & Demirakça, T. (2004). Bildgebende Verfahren bei psychischen Störungen. In S. Lautenbacher & S. Gauggel (Hrsg.), *Neuropsychologie psychischer Störungen* (S. 91–122). Heidelberg: Springer.

Brewin, C. (2001). Memory processes in memory. *International Review of Psychiatry, 13,* 159–163.

Brewin, C. R., Reynolds, M. & Tata, P. (1999). Autobiographical memory processes and the course of depression. *Journal of Abnormal Psychology, 108,* 511–517.

Brickenkamp, R. (1994). *Test d2 Aufmerksamkeits-Belastungs-Test.* Göttingen: Hogrefe.

Brittlebank, A. D., Scott, J., Williams, J. M. & Ferrier, I. N. (1993). Autobiographical memory in depression: state or trait marker? *British Journal of Psychiatry, 162,* 118–121.

Brody, A. L., Barson, M. W., Bota, R. G. & Saxena, S. (2001). Prefrontal-subcortical and limbic circuit mediation of major depressive disorder. *Seminars in Clinical Neuropsychiatry, 6,* 102–112.

Brown, R. G., Scott, L. C., Bench, C. J. & Dolan, R. J. (1994). Cognitive function in depression: its relationship to the presence and severity of intellectual decline. *Psychological Medicine, 24,* 829–847.

Bulbena, A. & Berrios, G. E. (1993). Cognitive function in the affective disorders: a prospective study. *Psychopathology, 26,* 6–12.

Burt, T., Prudic, J., Peyser, S., Clark, J. & Sackeim, H. A. (2000). Learning and memory in bipolar and unipolar major depression: effects of aging. *Neuropsychiatry, Neuropsychology and Behavioral Neurology, 13,* 246–253.

Caine, E. D. (1981). Pseudodementia. *Archives of General Psychiatry, 38,* 1359–1364.

Cho, M. J., Lyoo, I. K., Lee, D. W., Kwon, J. S., Lee, J. S., Lee, D. S., Jung, J. K. & Lee, M. C. (2002). Brain single photon emission computed tomography findings in depressive pseudodementia patients. *Journal of Affective Disorders, 69,* 159 166.

Christensen, H., Griffiths, K., Mackinnon, A. & Jacomb, P. (1997). A quantitative review of cognitive deficits in depression and Alzheimer-type dementia. *Journal of the International Neuropsychological Society, 3,* 631–651.

Corsi, P. M. (1972). Human memory and the medial temporal region of the brain. *Dissertation Abstracts International, 34,* 819.

Danion, J. M., Willard-Schroeder, D., Zimmermann, M. A., Grange, D., Schlienger, J. L. & Singer, L. (1991). Explicit memory and repetition priming in depression. Preliminary findings. *Archives of General Psychiatry, 48,* 707–711.

de Groot, M. H., Nolen, W. A., Huijsman, A. M. & Bouvy, P. F. (1996). Lateralized neuropsychological functioning in depressive patients before and after drug therapy. *Biological Psychiatry, 40,* 1282–1287.

Degl'Innocenti, A. & Bäckman, L. (1999). Source memory in major depression. *Journal of Affective Disorders, 54,* 205–209.

Degl'Innocenti, A., Agren, H. & Backman, L. (1998). Executive deficits in major depression. *Acta Psychiatrica Scandinavica, 97,* 182–188.

Deijen, J. B., Orlebeke, J. F. & Rijsdijk, F. V. (1993). Effect of depression on psychomotor skills, eye movements and recognition-memory. *Journal of Affective Disorders, 29,* 33–40.

De Jong-Meyer, R. & Barnhofer, T. (2002). Unspezifität des autobiographischen Gedächtnisses bei Depressiven. *Psychologische Rundschau, 53,* 23–33.

Delgado, P. L. (2000). Depression: the case for a monoamine deficiency. *Journal of Clinical Psychiatry, 61 (Suppl.),* 7–11.

Delis, C. C., Kramer, J. H. & Ober, B. A. (1987). *California Verbal Learning Test (CVLT).* New York: Psychological Corporation.

Diener, C. & Olbrich, R. (2004). Neuropsychologische Therapie psychischer Störungen. In S. Lautenbacher & S. Gauggel (Hrsg.) *Neuropsychologie psychischer Störungen* (S. 429–459). Heidelberg: Springer.

Dilling, H., Mombour, W., Schmidt, M. H., Schulte-Markwort, E. & WHO (1994). Internationale Klassifikation psychische Störungen. ICD-10 Kapitel V (F). Forschungskritrien. Genf: WHO.

Donelly, E. F., Waldman, I. N., Murphy, D. L., Wyatt, R. J. & Goodwin, F. K. (1980). Primary affective disorder: Thought disorder in depression. *Journal of Abnormal Psychology, 89,* 315–319.

Drevets, W. C. (2000). Neuroimaging studies of mood disorders. *Biological Psychiatry, 48,* 813–829.

Elliott, R., Sahakian, B. J., McKay, A. P., Herrod, J. J., Robbins, T. W. & Paykel, E. S. (1996). Neuropsychological impairments in unipolar depression: the influence of perceived failure on subsequent performance. *Psychological Medicine, 26,* 975–989.

Eslinger, P. J. & Grattan, L. M. (1993). Frontal lobe and frontal-striatal substrates for different forms of human cognitive flexibility. *Neuropsychologia, 31,* 17–28.

Feinstein, A. (2003). The neuropsychiatry of multiple sclerosis. *Canadian Journal of Psychiatry, 49,* 157–163.

Ferrier, I. N., Stanton, B. R., Kelly, T. P. & Scott, J. (1999). Neuropsychological function in euthymic patients with bipolar disorder. *British Journal of Psychiatry, 175,* 246–251.

Fossati, P., Ergis, A. M. & Allilaire, J. F. (2001). Problem-solving abilities in unipolar depressed patients: comparison of performance on the modified version of the Wisconsin and the California sorting tests. *Psychiatry Research, 104,* 145–156.

Fossati, P., Ergis, A. M. & Allilaire, J. F. (2002). Executive functioning in unipolar depression: a review. *Encephale, 28,* 97–107.

Friedman, A. S. (1964). Minimal effects of severe depression on cognitive functioning. *Journal of Abnormal and Social Psychology, 69,* 237–243.

Fudge, J. L., Perry, P. J., Garvey, M. J. & Kelly, M. W. (1990). A comparison of the effect of fluoxetine and trazodone on the cognitive functioning of depressed outpatients. *Journal of Affective Disorders, 18,* 275–280.

Gauggel, S. (2004). Neuropsychologie der Motivation. In S. Lautenbacher & S. Gauggel (Hrsg.) *Neuropsychologie psychischer Störungen* (S. 69–89). Heidelberg: Springer.

Geerlings, M. I., Schoevers, R. A., Beekman, A. T., Jonker, C., Deeg, D. J., Schmand, B., Ader, H. J., Bouter, L. M. & Van Tilburg, W. (2000). Depression and risk of cognitive decline and Alzheimer's disease. Results of two prospective community-based studies in The Netherlands. *British Journal of Psychiatry, 176,* 568–575.

Gerhard, U. & Hobi, V. (1984). Cognitive-psychomotor functions with regard to driving of psychiatric patients treated with neuroleptics and antidepressants. *Neuropsychobiology, 12,* 39–47.

Hamilton, M. (1996). Hamilton Depression Scale. In Collegium Internationale Psychiatiae Scalarum (Ed.), *Internationale Skalen für Psychiatrie.* Göttingen: Beltz Test.

Hart, R. P., Wade, J. B., Calabrese, V. P. & Colenda, C. C. (1998). Vigilance performance in Parkinson's disease and depression. *Journal of Experimental Psychology, 20,* 111–117.

Härting, C., Markowitsch, H. J., Neufeld, H., Calabrese, P., Deisinger, K. & Kessler, J. (2000). *Wechsler Gedächtnistest – Revidierte Fassung.* Bern: Huber.

Hasher, L. & Zacks, R. T. (1979). Automatic and effortful processing in memory. *Journal of Experimental Psychology: General, 108,* 356–388.

Hautzinger, M. & Bailer, M. (1993). *Allgemeine Depressions Skala (ADS).* Göttingen: Beltz Test.

Hautzinger, M. & de Jong-Meyer, R. (2003). Depressionen. In H. Reinecker (Hrsg.) *Lehrbuch der Klinischen Psychologie und Psychotherapie* (S. 215–257). Göttingen: Hogrefe.

Hautzinger, M. & Meyer, T. D. (2002). *Diagnostik Affektiver Störungen.* Göttingen: Hogrefe.

Hautzinger, M. (1998). *Depression.* Fortschritte der Psychotherapie, Bd. 4. Göttingen: Hogrefe.

Helmstaedter, C., Lendt, M. & Lux, S. (2001). *Verbaler Lern- und Merkfähigkeitstest.* Göttingen: Beltz Test GmbH.

Herrmann, M., Bartels, C., Keller, A., Borchardt, D. & Wallesch, C.-W. (1995). Die Cornell-Depressionsskala: Ein Verfahren zur Fremdbeurteilung depressiver Veränderungen bei Patienten mit hirnorganischen Läsionen? Psychometrische Kriterien. *Zeitschrift für Neuropsychologie, 6,* 83–100.

Hindmarch, I., Kimber, S. & Cockle, S. M. (2000). Abrupt and brief discontinuation of antidepressant treatment: effects on cognitive function and psychomotor performance. *International Clinical Psychopharmacology, 15,* 305–318.

Holsboer, F. (1999). Clinical neuroendocrinology. In D. S. Charney & E. J. Nestler (Eds.) *Neurobiology of Mental Illness,* 2nd Edition (pp. 149–161). San Francisco: University Press.

Horn, W. (1983). *Leistungsprüfsystem LPS.* Göttingen: Hogrefe.

Ilsley, J. E., Moffoot, A. P. & O'Carroll, R. E. (1995). An analysis of memory dysfunction in major depression. *Journal of Affective Disorders, 35,* 1–9.

Jahn, T. (2003). Neuropsychologie der Demenz. In S. Lautenbacher & S. Gauggel (Hrsg.), Neuropsychologie psychischer Störungen (S. 301–338). Heidelberg: Springer.

Jones, R. D., Tranel, D., Benton, A. & Paulsen, J. (1992). Differentiating dementia from „pseudodementia" early in the clinical course: Utility of neuropsychological tests. *Neuropsychology, 6,* 13–21.

Kammer, D., Behrmann, A., Siemer, J. & Feld, T. R. (1988). Leistungsbezogene Denkverläufe depressiver versus nichtdepressiver Patienten bei Misserfolg. In D. Kammer & M. Hautzinger (Eds.), *Kognitive Depressionsforschung.* Bern: Huber.

Keefe, R. S. (1995). The contribution of neuropsychology to psychiatry. *American Journal of Psychiatry, 152,* 6–15.

73

Keilp, J. G., Sackeim, H. A., Brodsky, B. S., Oquendo, M. A., Malone, K. M. & Mann, J. J. (2001). Neuropsychological dysfunction in depressed suicide attempters. *American Journal of Psychiatry, 158,* 735–741.

Kiloh, L. G. (1961). Pseudo-Dementia. *Acta Psychiatrica Scandinavica, 37,* 336–351.

Kopelman, M., Wilson, B. & Baddeley, A. D. (1990). *Autobiografisches Gedächtnis-Interview.* St. Edmunds: Valley Test Company.

Kral, V. A. (1982). Depressive Pseudodemenz und Senile Demenz vom Alzheimer-Typ. *Nervenarzt, 53,* 284–286.

Kuhl, J. (1983). *Motivation, Konflikt und Handlungskontrolle.* Berlin: Springer.

Kuyken, W. & Brewin, C. R. (1995). Autobiographical memory functioning in depression and reports of early abuse. *Journal of Abnormal Psychology, 104,* 585–591.

Landro, N. I., Stiles, T. C. & Sletvold, H. (2001). Neuropsychological function in nonpsychotic unipolar major depression. *Neuropsychiatry, Neuropsychology and Behavioral Neurology, 14,* 233–240.

Lautenbacher, S., Spernal, J., Krieg, J.-C. (2002). Divided and selective attention in panic disorder: A comparative study of patients with panic disorder, major depression and healthy controls. *European Archives of Psychiatry and Cinical Neurosciences, 252,* 210–213.

Leplow, B., Blunck, U., Schulze, K. & Ferstl, R. (1993). Kieler Altgedächtnistest. *Diagnostica, 39,* 240–256.

Lezak, M. D. (1995). *Neuropsychological Assessment.* New York: Oxford University Press.

Lyketsos, C. G. & Olin, J. (2002). Depression in Alzheimer's disease: overview and treatment. *Biological Psychiatry, 52,* 243–252.

Macek, C., Brinkers, I., Beblo, T. & Hartje, W. (2004). Assessment of divided attention: a new test. *Zeitschrift für Neuropsychologie, 15,* 69–80.

Madden, J. J., Luhan, J. A., Kaplan, L. A. & Manfredi, H. M. (1952). Nondementing psychoses in older persons. *Journal of the American Medical Association, 150,* 1567–1572.

Markgraf, J. (1994). *Mini DIPS Diagnostisches Kurz-Interview bei psychischen Störungen.* Berlin: Springer.

Markgraf, J., Schneider, S. & Ehlers, A. (1991). *DIPS Diagnostisches Interview bei psychischen Störungen.* Berlin: Springer.

Martin, D. J., Oren, Z. & Boone, K. (1991). Major depressives' and dysthmics' performance on the Wisconsin Card Sorting Test. *Journal of Clinical Psychology, 47,* 684–690.

Massman, P. J., Delis, D. C., Butters, N., Dupont, R. M. & Gillin, J. C. (1992). The subcortical dysfunction hypothesis of memory deficits in depression: Neuropsychological validation in a subgroup of patients. *Journal of Clinical and Experimental Neuropsychology, 14,* 687–706.

Mayberg, H. S., Starkstein, S. E., Peyser, C. E., Brandt, J., Dannals, R. F. & Folstein, F. E. (1999). Reciprocal limbic-cortical function and negative mood: converging PET findings in depression and normal sadness. *American Journal of Psychiatry, 156,* 675–682.

McDonald, W. M., Richard, I. H. & DeLong, M. R. (2003). Prevalence, etiology, and treatment of depression in Parkinson's disease. *Biological Psychiatry, 54,* 363–375.

McFarlane, A. C., Atchison, M. & Yehuda, R. (1997). The acute stress response following motor vehicle accidents and its relation to PTSD. *Annals of the New York Academy of Sciences, 821,* 437–441.

Mialet, J.-P., Pope, H. G. & Yurgelun-Todd, D. (1996). Impaired attention in depressive states: a non-specific deficit? *Psychological Medicine, 26,* 1009–1020.

Moffoot, A. P., O'Carroll, R. E., Bennie, J., Carroll, S., Dick, H., Ebmeier, K. P. & Goodwin, G. M. (1994). Diurnal variation of mood and neuropsychological function in major depression with melancholia. *Journal of Affective Disorders, 32,* 257–269.

Montgomery, S. A. & Asberg, M. (1979). A new depression scale designed to be sensitive to change. *The British Journal of Psychiatry, 134,* 382–389.

Moreaud, O., Naegele, B., Chabannes, J. P., Roulin, J. L., Garbolino, B. & Pellat, J. (1996). Frontal lobe dysfunction and depressive state: relation to endogenous charakter of depression. *Encephale, 22,* 47–51.

Müller & Krieg. Unveröffentlichtes Manuskript.

Murphy, F. C., Sahakian, B. J., Rubinsztein, J. S., Michael, A., Rogers, R. D., Robbins, T. W. & Paykel, E. S. (1999). Emotional bias and inhibitory control processes in mania and depression. *Psychological Medicine, 29,* 1307–1321.

Nebes, R. D., Butters, M. A., Houck, P. R., Zmuda, M. D., Aizenstein, H., Pollock, B. G., Mulsant, B. H. & Reynolds, C. F., III (2001). Dual-task performance in depressed geriatric patients. *Psychiatry Res, 102,* 139–151.

Oswald, W. D. & Roth, E. (1978). *Zahlen-Verbindungs-Test (ZVT).* Göttingen: Hogrefe.

Pálsson, S., Johansson, B., Berg, S. & Skoog, I. (2000). A population study on the influence of depression on neuropsychological functioning in 85-year-olds. *Acta Psychiatrica Scandinavica, 101,* 185–193.

Pálsson, S. & Skoog, I. (1997). The epidemiology of affective disorders in the elderly: a review. *International Journal of Clinical Psychopharmacology, 12 Suppl 7,* S. 3–13.

Park, R. J., Goodyer, I. M. & Teasdale, J. D. (2002). Categoric overgeneral autobiographical memory in adolescents with major depressive disorder. *Psychological Medicine, 32,* 267–276.

Peretti, C. S., Danion, J. M., Grange, D. & Mobarek, N. (1996). Bilateral ECT and autobiographical memory of subjective experiences related to melancholia: a pilot study. *Journal of Affective Disorders, 41,* 9–15.

Peretti, S., Judge, R. & Hindmarch, I. (2000). Safety and tolerability considerations: tricyclic antidepressants vs. selective serotonin reuptake inhibitors. *Acta Psychiatrica Scandinavica Supplementum, 403,* 17–25.

Phillips, S. & Williams, J. M. (1997). Cognitive impairment, depression and the specificity of autobiographical memory in the elderly. *British Journal of Clinical Psychology, 36 (Pt 3),* 341–347.

Plomin, R., DeFries, J. C., McClearn, G. & Rutter, M. (1999). *Gene, Umwelt und Verhalten.* Bern: Verlag Hans Huber.

Porterfield, T., Cook, M., Deary, I. J. & Ebmeier, K. P. (1997). Neuropsychological function and diurnal variation in depression. *Journal of Clinical and Experimental Neuropsychology, 19,* 906–913.

Posner, M. I. & Rafal, R. D. (1987). Cognitive theories of attention and the rehabilitation of attentional deficits. In R. J. Meier, A. C. Benton & L. Diller (Eds.), *Neuropsychological Rehabilitation* (pp. 182–201). Edinburgh: Churchill Livingstone.

Purcell, R., Maruff, P., Kyrios, M. & Pantelis, C. (1997). Neuropsychological function in young patients with unipolar major depression. *Psychological Medicine, 27,* 1277–1285.

Regard, M., Strauss, E. & Knapp, P. (1982). Children production on verbal and nonverbal fluency tasks. *Perceptual and Motor Skills, 55,* 839–844.

Reischies, F. M. & Grüneberg, F. (1993). Neuropsychologische Diagnostik der depressiven Pseudodemenz. In H.-J. Möller & A. Rohde (Eds.), *Psychische Krankheit im Alter* (S. 272–278). Berlin: Springer.

Reitan, R. M. (1992). *Trail Making Test.* Tucson: Reitan Neuropsychology Laboratory.

Rey, A. (1941). L'examen de psychologique dans les cas d'encéphalopathie traumatique. *Archives de Psychologie, 28,* 286–340.

Rey, A. (1964). *L'examen clinique en psychologie.* Paris: Presses Universitaires de France.

Richards, P. M. & Ruff, R. M. (1989). Motivational effects on neuropsychological functioning: Comparison of depressed versus nondepressed individuals. *Journal of Consulting and Clinical Psychology, 57,* 396–402.

Robinson, R. G. (2003) Poststroke depression: prevalence, diagnosis, treatment, and disease progression. *Biological Psychiatry, 54,* 376–387.

Rockstroh, S. (2001). *Einführung in die Neuropsychopharmakologie.* Bern: Verlag Hans Huber.

Rohling, M. L. & Scogin, F. (1993). Automatic and effortful memory processes in depressed persons. *Journal of Gerontology, 48,* 87–95.

Rokke, P. D., Arnell, K. M., Koch, M. D. & Andrews, J. T. (2002). Dual-task attention deficits in dysphoric mood. *Journal of Abnormal Psychology, 111,* 370–379.

Sapolsky, R. M. (1996). Why stress is bad for your brain. *Science, 273,* 749–750.

Savard, R. J., Rey, A. C. & Post, R. M. (1980). Halstead-Reitan Category Test in bipolar and unipolar affective disorders. *The Journal of Nervous and Mental Disease, 5,* 297–304.

Schatzberg, A. F., Posener, J. A., DeBattista, C., Kalehzan, B. M., Rothschild, A. J. & Shear, P. K. (2000). Neuropsychological deficits in psychotic versus nonpsychotic major depression and no mental illness. *American Journal of Psychiatry, 157,* 1095–1100.

Schneider, F., Habel, U. & Bestmann, S. (2002). Affektive Störungen. In H. Förstl (Hrsg.) *Frontalhirn* (S. 207–240). Heidelberg: Springer.

Schröder, M. R., Hasse-Sander, I., Müller, H., Horn, R. & Möller, H. J. (1999). Merkmalsanalyse von Uhrzeichnungen als Beitrag zur Diagnotik der Demenz vom Alzheimer Typ. *Zeitschrift für Gerontopsychologie & -psychiatrie, 12,* 55–66.

Seligman, M. E. P. (1974). Depression and learned helplessness. In R. J. Friedman & M. M. Katz (Eds.), *The psychology of depression: Contemporary theory and research* (pp. 83–125). Washington, D.C.: Winston-Wiley.

Shah, P. J., Ebmeier, K. P., Glabus, M. F. & Goodwin, G. M. (1998). Cortical grey matter reductions associated with treatment-resistant chronic unipolar depression. Controlled magnetic resonance imaging study. *British Journal of Psychiatry, 172,* 527–532.

Sheline, Y. I. (2003). Neuroimaging studies of mood disorder effects on the brain. *Biological Psychiatry, 54,* 338–352.

Shenal, B. V., Harrison, D. W. & Demaree, H. A. (2003). The neuropsychology of depression: a literature review and preliminary model. *Neuropsychology Review, 13,* 33–42.

Simpson, S. W., Baldwin, R. C., Burns, A. & Jackson, A. (2001). Regional cerebral volume measurements in late-life depression: relationship to clinical correlates, neuropsychological impairment and response to treatment. *International Journal of Geriatric Psychiatry, 16,* 469–476.

Spreen, O. & Strauss, E. (1998). A compendium of neuropsychological tests. Oxford: Oxford Univerity Press.

Spring, B., Gelenberg, A. J., Garvin, R. & Thompson, S. (1992). Amitriptyline, clovoxamine and cognitive function: a placebo-controlled comparison in depressed outpatients. *Psychopharmacology (Berl), 108,* 327–332.

Startup, M., Heard, H., Swales, M., Jones, B., Williams, J. M. & Jones, R. S. (2001). Autobiographical memory and parasuicide in borderline personality disorder. *British Journal of Clinical Psychology, 40,* 113–120.

Staton, R. D., Wilson, H. & Brumback, R. A. (1981). Cognitive improvement associated with tricyclic antidepressant treatment of childhood major depressive illness. *Perceptual and Motor Skills, 53,* 219–234.

Steinwachs, K. C. (1992). Depression und Demenz. In R. D. Hirsch (Ed.), *Altern und Depressivität.* Bern: Huber.

76

Stoppe, G. (2000). Depression und Alzheimer-Demenz. In H. Förstl & P. Calabrese (Hrsg.), *Psychopathologie und Neuropsychologie der Demenzen* (S. 68–86). Lengerich: Pabst.

Strakowski, S. M., Adler, C. M. & DelBello, M. P. (2002). Volumetric MRI studies of mood disorders: do they distinguish unipolar and bipolar disorder? *Bipolar Disorders, 4,* 80–88.

Sturm, W. & Willmes, K. (1999). *Verbaler und nonverbaler Lerntest (VLT/NVLT)*. Göttingen: Hogrefe.

Sturm, W., Herrmann, M. & Wallesch, C.-W. (2000). *Lehrbuch der klinischen Neuropsychologie*. Lisse: Swets & Zeitlinger Publishers.

Tewes, U. (1991). *HAWIE-R: Hamburg-Wechsler Intelligenztest für Erwachsene, Handbuch und Testanweisung*. Bern: Huber.

Tham, A., Engelbrektson, K., Mathe, A. A., Johnson, L., Olsson, E. & Aberg-Wistedt, A. (1997). Impaired neuropsychological performance in euthymic patients with recurring mood disorders. *Journal of Clinical Psychiatry, 58,* 26–29.

Tulving, E. (1972). Episodic and semantic memory. In E. Tulving & W. Donaldson (Eds.), *Organisation of memory*. New York: Academic.

van Gorp, W. G., Altshuler, L., Theberge, D. C., Wilkins, J. & Dixon, W. (1998). Cognitive impairment in euthymic bipolar patients with and without prior alcohol dependence. A preliminary study. *Archives of General Psychiatry, 55,* 41–46.

van Gorp, W. G. & Cummings, J. L. (1996). Depression and reversible dementia in an HIV-1 seropositive individual: implications for the dementia syndrome of depression. *Neurocase, 2,* 455–459.

Veiel, H. O. F. (1997). A preliminary profile of neuropsychological deficits associated with major depression. *Journal of Clinical and Experimental Neuropsychology, 19,* 587–603.

Wagner, U. & Born, J. (2004). Psychoendokrine Aspekte neuropsychologischer Funktionen: Die Hypothalamus-Hypophysen-Nebennierenrinden-Achse. In S. Lautenbacher & S. Gauggel (Hrsg.) *Neuropsychologie psychischer Störungen* (123–145). Heidelberg: Springer.

Weber, B., Fritze, J., Schneider, B., Kuehner, T. & Mauer, K. (2001). Bias in computerized neuropsychological assessment of depressive disorders caused by computer attitude. *Acta Psychiatrica Scandinavica, 104,* 1–5.

Wechsler, D. (1981). *Wechsler Adult Intelligence-Scale-Revised*. New York: Psychological Corporation.

Wechsler, D. (1987). *Wechsler Memory Scale-Revised manual*. San Antonio, TX: The Psychological Corporation.

Weidlich, S. & Lamberti, G. (2001). *Diagnosticum für Cerebralschäden (DCS)*. Bern: Huber.

Weinberg, W. A. & Harper, C. R. (1993). Vigilance and its disorders. *Behavioral Neurology, 11,* 59–78.

Wells, C. E. (1979). Pseudodementia. *American Journal of Psychiatry, 136,* 895–900.

Williams, J. M. & Scott, J. (1988). Autobiographical memory in depression. *Psychological Medicine, 18,* 689–695.

Wilson, B. A., Alderman, N., Burgess, P., Emslie, H. & Evans, J. J. (1996). *Behavioral Assessment of the Dysexecutive Syndrome*. Bury St Edmunds: Thames Valley Test Company.

Wittchen, H.-U., Zaudig, M. & Fydrich, T. (1997). *Strukturiertes Klinisches Interview für DSM-IV (SKID)*. Göttingen: Hogrefe.

World Health Organisation (1991). *Composite international diagnostic interview (CIDI)*. Genf: WHO.

Zimmermann, P. & Fimm, B. (1992). *Testbatterie zur Aufmerksamkeitsprüfung (TAP)*. Freiburg: Psytest.

11   Glossar

Agnosie: Störung des Benennens von Objekten, auf Grund eines „Nichterkennens" der Objekte, trotz erhaltener elementarer sensorischer Funktionen

Aphasie: Sprachstörung

Apraxie: Störung der bewussten Durchführung von Bewegungen und Bewegungsfolgen

Altgedächtnis: Bezieht sich auf Material, das zum Zeitpunkt der neuropsychologischen Untersuchung bereits gelernt wurde

Bipolare Depression: Affektive Störungen mit manischen Episoden

Deklaratives Gedächtnis: Repräsentiert bewusst abrufbare Gedächtnisinhalte

Dual task-Paradigmen: Meist computergestützte Aufgaben zur Messung der geteilten Aufmerksamkeit, welche die simultane Durchführung von zwei Aufgaben erfordern.

Dysthyme Störung: Chronische depressive Störung

Elektrokonvulsive Therapie (EKT): Antidepressiv wirksames Verfahren, bei dem unter Vollnarkose über zwei Elektroden Strom ins Gehirn geleitet wird. Dadurch wird ein künstlicher generalisierter Krampfanfall ausgelöst.

Episodisches Gedächtnis: Repräsentiert bewusst abrufbare Gedächtnisinhalte, die zeitlich und räumlich eingeordnet sind.

Fluency: Aufgaben zur Messung der spontane Flexibilität, welche neben Flexibilität auch Produktivität voraussetzen. Beispielsweise sollen Wörter mit einem bestimmten Anfangsbuchstaben genannt werden (formallexikalische oder phonologische Wortflüssigkeit).

Funktionelle Magnetresonanztomographie (fMRT), auch funktionelle Kernspintomographie: Bildgebungsverfahren, das auf Grund der unterschiedlich magnetischen Eigenschaften der Bestandteile des Gehirns, speziell des sauerstoffarmen und -reichen Blutes, erlaubt, aktive und weniger aktive Gebiete des Gehirns darzustellen.

Hypothalamus-Hypophysen-Nebennierenrinden (HHN)-Achse: Drüsensystem zur zentralen Regulation der Ausscheidung von Stresshormonen

Implizites Gedächtnis: Repräsentiert Gedächtnisinhalte, die nicht bewusst zugänglich sind.

Inhibition: Hemmung, meist im Zusammenhang mit Verhaltensimpulsen und neuronalen Verbindungen

Konzeptbildung: Exekutivfunktion, die dazu befähigt, Dinge konzeptuell zu sortieren und einzuordnen

Major Depression: Akute schwere depressive Episode

Matching-to-Sample: Aufgabentyp, bei welchem ein Zielreiz, z. B. eine Zahl, auf Übereinstimmung mit einer unterschiedliche Anzahl von weiteren Stimuli beurteilt werden muss.

Metaanalysen: Wissenschaftliche Studien, in welchen Ergebnisse von Originalstudien zu einem bestimmten Thema verrechnet werden

Monoamine: Klasse von Neurotransmittern (Botenstoffen)

Neugedächtnis: Bezieht sich auf Material, das zum Zeitpunkt der neuropsychologischen Untersuchung gelernt wird

Overgeneral Memory: Sehr verallgemeinerte autobiografische Erinnerungen, ohne die spezifischen Merkmale einer einzelnen Erinnerung

Paraphasie: Veränderung eines Wortes oder der Wortverwendung

Positronenemissionstomographie (PET): Bildgebendes Verfahren, das erlaubt nach Verabreichung von radioaktiven Substanzen in das zerebrale Blut Gebiete hoher (aktive Gebiete) und niedriger (weniger aktive Gebiete) Anreicherung zu unterscheiden.

Pseudodemenz: Heute nicht mehr gebräuchliche Bezeichnung kognitiver Defizite bei psychischen Störungen, insbesondere Depression

Räumlich konstruktive Fertigkeiten: Dienen dem Konstruieren und Zusammenfügen von Elementen zu einer Gesamtfigur

Reliabilität: Zuverlässigkeit (wie genau wird gemessen?)

Remittiert, Remission: Eine abgeklungene Störung wird als remittiert bezeichnet

Residuale Symptomatik: Restsymptome nach Abklingen einer akuten Störung

SDAT: Senile Demenz vom Alzheimertyp

Selbstbeurteilungsverfahren: Probanden geben in diesen Verfahren introspektiv Auskunft, z. B. über ihre Befindlichkeit

Selektive Serotonin-Wiederaufnahmehemmer (SSRI): Antidepressiv wirksame Medikamente, deren Wirkmechanismus in der Blockade der Wiederaufnahme von Serotonin im synaptischen Spalt beruht

Semantisches Gedächtnis: Repräsentiert bewusst abrufbare Wissensinhalte

Source Memory: Gedächtnis an die Umstände, unter denen Inhalte gelernt wurden

SPECT: Single-Photonen-Emissions-Computertomographie: Verfahren zur Messung der regionalen Hirndurchblutung auf Basis radioaktiv markierter Substanzen

Speed task: Aufgabe mit Zeitbegrenzung

State-marker: Symptom, das die Ausprägung des aktuellen Störungszustandes wiedergibt

Stroop-Paradigma: Wenn die Druckfarbe von nicht korrespondierenden Farbwörter genannt werden soll, kommt es durch Interferenz zu einer erheblichen Reaktionsverzögerung

Trait-marker: Symptom, welches auf die Existenz einer Grunderkrankung hinweist, unabhängig von der Ausprägung des aktuellen Störungszustandes .

Traumatisierung: Entsteht durch das Erleben einer extremen Negativerfahrung, die das Ausmaß alltäglicher negativer Erfahrungen deutlich überschreitet

Tracking: Aufgabentyp zur Bestimmung von Aufmerksamkeit, der die Konzentration auf Ziele und notwendige Teilschritte erfordert (z. B. Zahlenverbindungsaufgaben).

Trizyklische Antidepressiva (TZA): Klassische antidepressiv wirksame Medikamente, deren Name auf der dreifachen Ringstruktur des Wirkstoffs beruht

Validität: Gültigkeit (Wird gemessen, was gemessen werden soll?)

Vigilanz: Vigilanz erfordert das Aufrechterhalten von Aufmerksamkeit unter monotonen Reizbedingungen

Visuo-perzeptive Leistungen: Betreffen elementare visuelle Leistungen

Unipolare Depression: Affektive Störungen mit ausschließlich depressiver Verstimmtheit

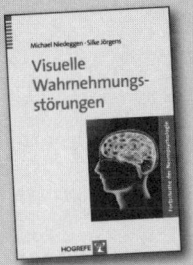
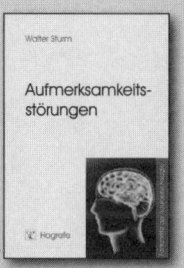
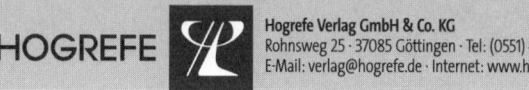

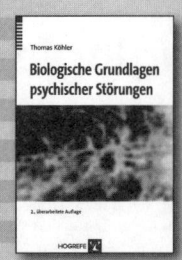
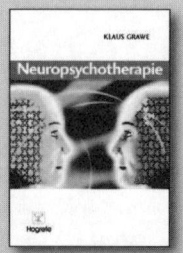
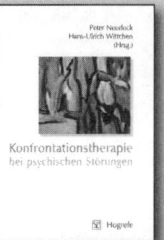
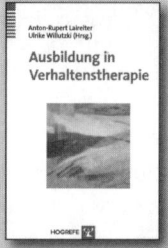
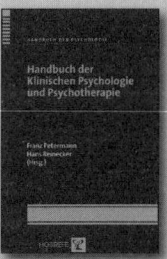
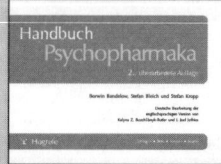